全国高等医药院校医学检验技术专业第五轮规划教材

临床免疫学检验实验指导

第 5 版

（供医学检验技术专业用）

主　编　李士军　蒋红梅

副主编　陈　爽　金梅花　李继霞　邓念华

编　者　（以姓氏笔画为序）

万秀方（贵州医科大学）　　　　　　卫蓓文（上海交通大学医学院）

邓念华（成都医学院）　　　　　　　李　可（深圳迈瑞生物医疗电子股份有限公司）

李　壹（四川大学华西临床医学院）　李士军（大连医科大学）

李秀平（湖南医药学院）　　　　　　李桂林（郑州安图生物工程股份有限公司）

李继霞（佛山大学医学部）　　　　　沈　娟（广州医科大学）

陈　爽（吉林医药学院）　　　　　　陈祥雨（山东第二医科大学）

陈娟娟（南昌大学第二临床医学院）　林曦阳［科美博阳诊断技术（上海）有限公司］

金梅花（大连大学医学院）　　　　　周剑锁（北京大学第三临床医学院）

赵黛娜（广东医科大学）　　　　　　徐　雨（迈克生物股份有限公司）

曹盛吉（大连医科大学）　　　　　　蒋红梅（贵州医科大学）

编写秘书　曹盛吉（大连医科大学）

中国健康传媒集团

中国医药科技出版社

内 容 提 要

本教材为"全国高等医药院校医学检验技术专业第五轮规划教材"之一,全书分为抗体制备技术、非标记免疫技术、标记免疫技术、免疫细胞分离及功能检测技术、临床实验室及体外诊断试剂研发案例分析等5章,共29个实验。本教材结构清晰,内容丰富,并拓展了实验教学内容的宽度和深度,有利于促进学生思考和应用所学知识。本教材为每个实验都拍摄了操作视频,便于学生学习,也使教学资源更加多样化、立体化。

本教材主要供全国高等医药院校医学检验技术专业师生教学使用,也可作为教师、医学类研究生和科研人员的参考书。

图书在版编目(CIP)数据

临床免疫学检验实验指导 / 李士军,蒋红梅主编.
5 版. -- 北京:中国医药科技出版社,2024.12.
(全国高等医药院校医学检验技术专业第五轮规划教材).
ISBN 978-7-5214-4843-6

Ⅰ. R446.6

中国国家版本馆 CIP 数据核字第 20249M2J99 号

美术编辑　陈君杞
版式设计　友全图文

出版　**中国健康传媒集团** | 中国医药科技出版社
地址　北京市海淀区文慧园北路甲 22 号
邮编　100082
电话　发行:010 - 62227427　邮购:010 - 62236938
网址　www.cmstp.com
规格　889mm × 1194mm $\frac{1}{16}$
印张　5 $\frac{3}{4}$
字数　163 千字
初版　2004 年 9 月第 1 版
版次　2025 年 1 月第 5 版
印次　2025 年 1 月第 1 次印刷
印刷　天津市银博印刷集团有限公司
经销　全国各地新华书店
书号　ISBN 978-7-5214-4843-6
定价　**38.00 元**

获取新书信息、投稿、为图书纠错,请扫码联系我们。

出版说明

全国高等医药院校医学检验技术专业本科规划教材自2004年出版至今已有20多年的历史。国内众多知名的有丰富临床和教学经验、有高度责任感和敬业精神的专家、学者参与了本套教材的创建和历轮教材的修订工作，使教材不断丰富、完善与创新，形成了课程门类齐全、学科系统优化、内容衔接合理、结构体系科学的格局。因课程引领性强、教学适用性好、应用范围广泛、读者认可度高，本套教材深受各高校师生、同行及业界专家的高度好评。

为深入贯彻落实党的二十大精神和全国教育大会精神，中国医药科技出版社通过走访院校，在对前几轮教材特别是第四轮教材进行广泛调研和充分论证基础上，组织全国20多所高等医药院校及部分医疗单位领导和专家成立了全国高等医药院校医学检验技术专业第五轮规划教材编审委员会，共同规划，正式启动了第五轮教材修订。

第五轮教材共18个品种，主要供全国高等医药院校医学检验技术专业用。本轮规划教材具有以下特点。

1.立德树人，融入课程思政　深度挖掘提炼医学检验技术专业知识体系中所蕴含的思想价值和精神内涵，把立德树人贯穿、落实到教材建设全过程的各方面、各环节。

2.适应发展，培养应用人才　教材内容构建以医疗卫生事业需求为导向，以岗位胜任力为核心，注重吸收行业发展的新知识、新技术、新方法，以培养基础医学、临床医学、医学检验交叉融合的高素质、强能力、精专业、重实践的应用型医学检验人才。

3.遵循规律，坚持"三基""五性"　进一步优化、精炼和充实教材内容，坚持"三基""五性"，教材内容成熟、术语规范、文字精炼、逻辑清晰、图文并茂、易教易学、适用性强，可满足多数院校的教学需要。

4.创新模式，便于学生学习　在不影响教材主体内容的基础上设置"学习目标""知识拓展""重点小结""思考题"模块，培养学生理论联系实践的实际操作能力、创新思维能力和综合分析能力，同时增强教材的可读性及学生学习的主动性，提升学习效率。

5.丰富资源，优化增值服务　建设与教材配套的中国医药科技出版社在线学习平台"医药大学堂"教学资源（数字教材、教学课件、图片、微课/视频及练习题等），邀请多家医学检验相关机构丰富优化教学视频，使教学资源更加多样化、立体化，满足信息化教学需求，丰富学生学习体验。

本轮教材的修订工作得到了全国高等医药院校、部分医院科研机构以及部分医药企业的领导、专家与教师们的积极参与和支持，谨此表示衷心的感谢！希望本教材对创新型、应用型、技能型医学人才培养和教育教学改革产生积极的推动作用。同时，精品教材的建设工作漫长而艰巨，希望广大读者在使用过程中，及时提出宝贵意见，以便不断修订完善。

中国医药科技出版社
2025 年 1 月

全国高等医药院校医学检验技术专业第五轮规划教材

◆ 编审委员会 ◆

数字化教材编委会

前言 PREFACE

为满足高等医药院校教育教学需求和人才培养目标要求，根据本轮教材编写指导思想和原则要求，特组织 20 余所高等医学院校和机构中从事临床免疫学检验实验教学与科研的骨干教师协作编写《临床免疫学检验实验指导》一书，旨在为学生提供一套系统、全面且紧贴临床实践的实验教学体系。通过精心设计的实验项目，不仅使学生掌握临床免疫学检验的基本理论、技术和方法，更重要的是培养他们解决实际问题的能力、创新思维和严谨的科学态度。同时，强化学生对免疫相关疾病诊断、治疗和预防的综合认识，为未来从事医学、生物学及相关领域的研究和临床工作打下坚实的基础。

本版教材在第 4 版的基础上，重新提炼而成，合并类似的实验，删除重复的实验，并淘汰掉不适用的实验，由上一版的 47 个实验精炼为现在的 29 个，分为抗体制备技术、非标记免疫技术、标记免疫技术、免疫细胞分离及功能检测技术、临床实验室及体外诊断试剂研发案例分析等 5 章进行介绍。我们根据临床免疫学检验的实际需求，删除了与《临床免疫学检验》（第 5 版）有重复的部分，新增了部分具有实际应用价值的实验，如临床实验室及体外诊断试剂研发案例分析、临床免疫室 ISO 15189认可评审检查案例分析等。

本教材与理论教材密切贴合，结构清晰，内容丰富，每实验首设有实验目的，便于学生明确学习方向；每实验末附有思考题，促进学生思考和应用所学知识。此外，本教材为每个实验录制了教学配套资源（视频），使教学资源更加多样化、立体化。本教材主要供四年制医学检验技术专业师生实验教学使用，侧重培养学生掌握先进的医学检验技术，使其具备初步的医学检验岗位的胜任能力，满足医学检验相关行业的基本人才需求。同时，也可作为教师、医学类研究生和科研人员的参考书。

本教材编写过程中得到各编者单位领导和同行们的大力支持，在上版教材的基础上修订而来，在此一并表示衷心的感谢！由于免疫学检验技术的发展日新月异，以及相关新技术和新指标的出现，限于编者能力，书中难免有不妥或不足之处，恳请广大师生和同仁在使用过程中对本书提出宝贵的意见和建议，以便不断完善和提高。

编者
2024 年 9 月

CONTENTS 目录

第一章　抗体制备技术

抗原抗体反应是免疫学检验的基础，抗原抗体反应高度的特异性可用于相应抗原或抗体的检测。抗原和抗体作为免疫学检验中最主要的活性原料，其质量与免疫检测方法的特异性和敏感性密切相关。本章着重介绍多克隆抗体和单克隆抗体的制备、纯化和鉴定。

实验一　多克隆抗体的制备

微课/视频 1

多克隆抗体（polyclonal antibody，PcAb）是指机体在抗原刺激下，不同 B 细胞克隆被激活后产生的、针对同一抗原多个表位的混合抗体。其特异性、亲和力与免疫原性质、免疫动物种属以及免疫方法相关。本实验以兔抗人 IgG 抗体制备为例介绍多克隆抗体的制备。

【实验目的】

通过本实验，掌握多克隆抗体的制备原理，熟悉多克隆抗体的制备过程，并了解多克隆抗体效价的鉴定与判断方法。

【实验原理】

首次将抗原注射入实验动物体内后，可引发机体的初次免疫应答，即在抗原递呈细胞和 T 细胞的作用下，初始 B 细胞多数被激活并分化为浆细胞，其产生的抗体持续时间短，亲和力低，IgM 为主。另有少数 B 细胞分化为记忆 B 细胞，当进行加强免疫后，可激发再次免疫应答，记忆 B 细胞大量增殖并分泌抗体，血清抗体效价上升迅速，持续时间长，以 IgG 为主，在某些情况下也可产生 IgA 和 IgE。通常动物首次注射抗原 5～7 天开始产生抗体，并在 10 天左右达到第一个高峰，之后经过多次加强免疫，抗体的亲和力逐渐成熟，血清效价不断提高并到达平台期。此时可以抽取动物全血，全血自然凝固后离心并吸取上层血清即得到抗血清。

【实验仪器和材料】

1. **实验动物**　体重 2～3kg 健康雄性家兔两只。
2. **试剂**　人 IgG（10mg/ml）；弗氏（Freund）完全佐剂和弗氏不完全佐剂；无菌生理盐水（或 PBS），2% 碘酒，75% 乙醇。
3. **器材**　特制兔盒；刀片；25G 针头；1ml 和 5ml 一次性注射器；20ml 血液收集管；15ml 无菌离心管；药铲；离心机以及塑料离心管；加样器及加样管；一次性移液管；烧杯。

【实验步骤】

1. **采集阴性对照血清**　可在免疫家兔前先采集动物的正常血清，以备后续研究中作为阴性对照（如抗体效价检测）。一般可通过耳缘静脉采血，取血量为 2～5ml，收集血清。

2. 抗原准备 取适量人 IgG（首次免疫 200μg IgG/只，加强免疫 100μg IgG/只）用生理盐水稀释至合适浓度（100μg 溶于 150μl 生理盐水），与等体积佐剂（首次免疫用弗氏完全佐剂，加强免疫用弗氏不完全佐剂）轻摇混匀并充分乳化，达到呈乳白色油包水状态（检验方法：取 1 滴乳化的抗原滴加至清水中不散开则表示乳化完成）。

3. 免疫程序

（1）免疫动物的选择 健康新西兰大白兔，成年雄性 6 个月以上，3~4kg 重。

（2）免疫剂量 每只兔子免疫 1ml 乳化抗原，首次免疫 200μg 抗原/只，加强免疫 100μg/只。

（3）免疫途径 每只兔子背部皮下注射 6~8 个点，每点 0.1~0.2ml，注射完后停留数秒以防止抗原外流。

（4）免疫加强 免疫加强至少 2 次，必要时 3~5 次，每次免疫之间间隔 2~3 周。

4. 抗体效价的测定 第三次免疫开始可经耳缘静脉采血分离血清进行效价测定，采血可以在免疫后 7~10 天进行。以双向琼脂扩散实验或间接 ELISA 法检测抗体效价，同时以免疫前兔血清作阴性对照。抗体效价双扩实验达到 1∶32 或 ELISA 检测 1∶10 万以上后，可对家兔进行终放血。若效价不理想，可再次免疫，直至达到要求。

5. 采血 采用心脏穿刺或颈动脉取血，将全血放置在合适的容器中放入冰箱冷藏层，待其自然凝血后取上层液体，4000r/min 离心后去除残留红细胞后即为抗血清。

【实验结果】

双向琼脂扩散实验或间接 ELISA 法检测抗体效价，抗体效价双扩实验达到 1∶32 或 ELISA 检测 1∶10 万。获得的抗血清应无溶血、无污染。

【注意事项】

1. 若要获得好的免疫效果，抗原必须经弗氏完全佐剂（CFA）或弗氏不完全佐剂（IFA）充分乳化，以乳化后抗原液滴在水面上不扩散为宜。但若抗原不纯，佐剂在提高特异性免疫反应的同时，也会辅助抗原中极微量的杂蛋白产生抗体，使免疫血清的浓度受到影响。因此，免疫用抗原最好进行纯化。

2. 实验动物的免疫反应性具有个体差异，因此免疫时应选用两只或两只以上适龄、健康、体重合适的动物。同时免疫过程中应注意无菌操作，以防动物发生感染。

3. 注意每次免疫尽可能不要选择与前次免疫相同或邻近的位点，否则容易形成溃疡且难以愈合，特别是弗氏完全佐剂免疫位点。

4. 收集的免疫血清，4℃条件下可保存一个月左右，若要长期保存，可适量分装后 -20~-70℃ 存放，但需避免因反复冻融而导致抗体效价降低。

5. 免疫后的动物需密切监测其身体的健康状况，若出现超敏反应、皮肤溃烂等问题要及时处理。

6. 获得的免疫血清中抗原特异性抗体占血清总 IgG 的 1%~10%，不适合作为抗体诊断试剂，需要进一步纯化。如可通过蛋白 A 亲和层析或特异性抗原免疫亲和柱纯化血清中的总 IgG 或特异性 IgG。

【思考题】

1. 为什么颗粒性抗原可以直接静脉途径注射免疫，而可溶性抗原要与佐剂一同免疫？
2. 诊断试剂实验中应用多克隆抗体有哪些缺点？相对于单克隆抗体，又有哪些优点？

答案解析

（李士军）

实验二　多克隆抗体纯化

从血清中获得的多克隆抗体是成分复杂的蛋白混合物，除含有针对目标抗原的特异性抗体外，还含有非特异性抗体和其他血清成分，对其进一步纯化获得较高纯度抗体才能进行后续标记实验。抗体的纯化方法主要有盐析法、凝胶过滤法、离子交换层析法、亲和层析法等。本实验主要介绍饱和硫酸铵盐析纯化 γ 球蛋白以及葡萄球菌 A 蛋白纯化 IgG 抗体。

一、饱和硫酸铵盐析法纯化 γ 球蛋白

微课/视频 2

【实验目的】

掌握饱和硫酸铵盐析法纯化 γ 球蛋白的原理，熟悉实验操作流程，了解不同纯化方法的异同。

【实验原理】

硫酸铵盐析法主要用于从大量粗制剂中浓缩和纯化蛋白，是分离免疫球蛋白常用的方法。高浓度硫酸铵盐一方面可与蛋白质竞争水分子，破坏蛋白质胶体颗粒表面的水化膜；另一方面又可大量中和蛋白质颗粒上的电荷，从而使水中蛋白质颗粒积聚而沉淀析出。不同的蛋白质可用不同浓度的硫酸铵沉淀，通常先用 50% 饱和硫酸铵沉淀除去白蛋白，再经两次 33% 饱和硫酸铵沉淀即可获取大部分 γ 球蛋白。

【实验仪器和材料】

1. 试剂　健康人血清；灭菌生理盐水，0.01mol/L PBS 缓冲液（pH 7.4）；奈氏试剂或 $BaCl_2$ 试剂；饱和硫酸铵：25℃ 条件下称取 767g 硫酸铵至 1L 蒸馏水中完全溶解，用氨水或硫酸调节 pH 到 7.0 则为 100% 硫酸铵溶液。

2. 器材　紫外分光光度计、低温离心机、移液器、滴管、试管、透析袋等。

【实验步骤】

1. 取健康人血清 2ml，加入等体积生理盐水混匀，逐滴加入饱和硫酸铵 4ml，混匀，此时硫酸铵浓度为 50%。室温静置 30 分钟或置 4℃ 冰箱过夜。

2. 上述样本 4℃ 4000r/min 离心 15 分钟，弃去上清液（含白蛋白），沉淀物（主要是 γ 球蛋白）溶于 6ml 生理盐水中。

3. 向上述溶液中逐滴加入饱和硫酸铵 3ml，混匀，此时硫酸铵浓度为 33%，静置 30 分钟后 4℃ 4000r/min 离心 15 分钟，留取沉淀物，弃上清。

4. 将沉淀物再次溶于6ml生理盐水中，并重复步骤3。

5. 以2ml PBS溶解沉淀物，转入透析袋中，置入0.01mol/L PBS缓冲液中4℃条件下透析48小时，中间更换透析液2~3次，直至透析液中无SO_4^{2-}（用$BaCl_2$试剂检测）或NH_4^+（用奈氏试剂检测）为止。

6. 收集透析后纯化蛋白，保存于4℃，如需长期保存则需置于-20℃。

【实验结果】

1. 蛋白质浓度测定-紫外吸收法　取少量透析袋内样品稀释一定倍数，使其光密度在0.2~2.0，在波长280nm和260nm处以0.01mol/L pH 7.4的磷酸盐缓冲液作空白对照，分别测得待测样品的光密度值（A_{280nm}和A_{260nm}）。应用280nm和260nm的吸收差法经验公式直接计算出蛋白质浓度。

$$蛋白含量(mg/ml) = (1.45 \times A_{280nm} - 0.74 \times A_{260nm}) \times 样品稀释倍数$$

2. 纯化总蛋白

$$蛋白总量(mg) = 蛋白浓度(mg/ml) \times 样品体积$$

3. 目的蛋白的获取　可以正常血清为对照，通过蛋白区带电泳，验证所纯化获得蛋白为γ球蛋白。

【注意事项】

1. 盐析时若溶液内蛋白质浓度过高，可引起非目的蛋白质的共沉淀效应，故通常将血清用生理盐水倍比稀释后再进行盐析纯化。

2. 加饱和硫酸铵溶液时，需边轻轻混匀边逐滴加入，以减少其他非目的蛋白质的共沉淀。

3. 盐析后一般需至少放置30分钟，待沉淀完全后再进行离心，过早离心将会影响抗体纯化效率。

4. 硫酸铵盐析所获γ球蛋白为粗提蛋白，盐含量过高会影响后续纯化，且高盐对多数蛋白质的稳定性不利，故需透析去除。

二、葡萄球菌 A 蛋白纯化人 IgG 抗体

微课/视频3

【实验目的】

掌握葡萄球菌蛋白A纯化人IgG抗体的原理，熟悉实验操作流程，了解不同纯化方法的异同。

【实验原理】

葡萄球菌A蛋白（Staphylococcal protein A，SPA）可与多种哺乳动物IgG分子Fc段结合，将SPA交联琼脂糖（Sepharose）4B制成亲和层析柱，当人血清或其粗提物通过层析柱时，IgG可通过Fc段与柱上的SPA相结合，其他蛋白成分因不能与之结合而被洗脱。之后，改变洗脱液的离子强度或pH可使IgG与SPA发生解离而被洗脱。

【实验仪器和材料】

1. 试剂　健康人血清；灭菌生理盐水，商品化溶胀SPA-Sepharose CL-4B液体胶浆，预冷的0.02mol/L PBS缓冲液（pH 7.0），0.1mol/L枸橼酸缓冲液（pH 3.0），1mol/L Tris-HCl缓冲液（pH 9.0）。

2. 器材　紫外分光光度计、移液器、层析柱、滴管等。

【实验步骤】

1. SPA－Sepharose CL－4B 凝胶装柱　先加少量缓冲液于层析柱，封闭柱子下端，再取适量的凝胶缓慢注入柱子中，防止气泡的产生，并用 10 倍柱体积的 0.02mol/L、pH 7.0 的 PBS 平衡柱子；保持缓冲液面比凝胶柱面高 1cm。

2. 准备样品　血清 4000r/min 离心 10 分钟后取上清，用 10 倍体积灭菌生理盐水稀释。

3. 上样及洗涤　排空或吸去柱内缓冲液后进行上样，上样体积一般是柱体积的 2%～5%，按每毫升湿凝胶加 25～30mg 样品的比例加入样本，缓缓放液使样本完全流入凝胶介质后停止，必要时可轻轻搅动混匀，作用 15～30 分钟后，用 0.02mol/L PBS（pH 7.0）缓冲液充分洗脱杂蛋白，直至洗脱液 A_{280nm} 值低于 0.02 为止（有条件的实验室可以用蠕动泵上样）。

4. 洗脱　用 5～10 倍柱体积的 0.1mol/L pH 3.0 的枸橼酸缓冲液洗脱层析柱，用含有 150μl 1mol/L Tris－HCl（pH 9.0）的 1.5ml 离心管收集高紫外吸收峰值出现时的洗脱液。

5. 柱清洗及再生　用 2～3 倍柱体积 0.1mol/L pH 3.0 的枸橼酸洗脱液清洗柱子后，用 70% 乙醇溶液冲洗并浸泡 12 小时，再用 5～10 倍体积 0.02mol/L PBS（pH 7.0）平衡，最后灌满 20% 乙醇溶液后保存在 4℃ 冰箱中。

6. 保存　可对收集到的含 IgG 成分的洗脱液进行蛋白浓度及纯度测定，根据需要进行超滤浓缩或分装后置于 -20℃ 保存。

【实验结果】

1. 蛋白质含量测定－紫外吸收法　具体参见饱和硫酸铵盐析法纯化 γ 球蛋白部分。

2. 蛋白纯度鉴定　可通过 SDS－PAGE 电泳对所纯化的 IgG 进行鉴定，纯度较高时，电泳后经考马斯亮蓝染色不会有其他条带出现。

【注意事项】

1. SPA－Sepharose CL－4B 凝胶价格较高，可反复使用 10～20 次，为提高凝胶的使用寿命，样品上样前最好先经离心后除去不溶性沉淀物或颗粒物质，再生后凝胶应 4℃ 低温保存，不可冰冻，同时应注意防腐。

2. 装柱时应注意防止柱床中产生气泡及断层，这些将影响 SPA 的结合效率及洗脱液的洗脱效果。

3. 为防止洗脱液过低的 pH 影响 IgG 抗体活性，可及时调整含有抗体的洗脱液 pH，另外也可以考虑用高离子强度的 PBS 缓冲液或者 3mol/L 的异硫氰酸钾溶液将结合在 SPA 上的 IgG 抗体洗脱下来。

【思考题】

1. SPA 亲和层析法纯化 IgG 的原理是什么？
2. 以鸡卵黄蛋白为免疫原，试设计制备、纯化兔抗鸡卵黄蛋白免疫血清的方案。

答案解析

（蒋红梅）

实验三 单克隆抗体的制备

单克隆抗体（monoclonal antibody，McAb）是机体在抗原刺激下由一个 B 细胞杂交瘤克隆产生的针对单一抗原表位、结构均一的抗体。McAb 具有特异性强、纯度高、生物活性单一等优点。本实验介绍可溶性抗原 C 反应蛋白鼠源 McAb 的制备方法。

【实验目的】

掌握单克隆抗体制备技术，主要包括动物免疫、细胞融合、杂交瘤细胞的筛选；熟悉单克隆抗体的鉴定方法；了解单克隆抗体的临床应用。

【实验原理】

利用聚乙二醇作为细胞融合剂，使免疫小鼠的脾细胞与具有在体外不断增殖能力的小鼠骨髓瘤细胞融合，在含有次黄嘌呤（hypoxanthine，H）、氨基蝶呤（aminopterin，A）和胸腺嘧啶核苷（thymidine，T）的 HAT 培养液的作用下，只有融合成功的杂交瘤细胞生长。经过反复筛选和克隆化培养，最终获得既能产生所需特异性的抗体，又能在体外不断繁殖的杂交瘤细胞。将这种杂交瘤细胞扩大培养收集上清液，或接种于小鼠腹腔后收集腹水，均可得到单克隆抗体。

【实验仪器和材料】

1. 实验动物　BALB/c 小鼠，鼠龄 6~8 周。

2. 试剂

（1）骨髓瘤细胞系：Sp2/0 细胞。

（2）RPMI－1640 培养液：按商品试剂说明书配制。

（3）胎牛血清（FCS）。

（4）HAT 培养液：按说明书配制成 50×储存液，使用时用 RPMI－1640 培养液稀释为工作液，另加入 20%（V/V）FCS。

（5）次黄嘌呤胸腺嘧啶核苷（HT）培养液：按说明书配制为 50×储存液，使用时用 RPMI－1640 培养液稀释为工作液，另加入 20%（V/V）FCS。

（6）融合剂：聚乙二醇 1500（PEG1500）。

（7）抗原：纯化的 C 反应蛋白。

（8）弗氏完全佐剂和弗氏不完全佐剂、降植烷（pristane）、C 反应蛋白包被的 96 孔酶标反应板、HRP 标记的羊抗鼠 IgG 抗体、ELISA 底物液（含有邻苯二胺和 H_2O_2）和终止液。

3. 器材　CO_2 培养箱、96 孔细胞培养板、24 孔细胞培养板、倒置生物显微镜、注射器、剪刀、200 目钢网等。

【实验步骤】

1. 小鼠免疫　免疫方案与多克隆抗体制备时动物免疫方案基本相同。首次用弗氏完全佐剂与 C 反应蛋白乳化后腹腔注射，100μg/只；2 周后，用弗氏不完全佐剂与抗原乳化后腹腔再次注射，100μg/只；免疫 3 次后断尾采血测抗体效价，选择抗体效价高的 BALB/c 小鼠用于融合。融合前 3 天，以生理盐水稀释抗原通过腹腔加强免疫注射 1 次，100μg/只。末次免疫后 3~4 天，分离

微课/视频 4

脾细胞。

2. 细胞融合

（1）制备饲养细胞 ①BALB/c 小鼠颈椎脱臼处死，浸泡于 75% 乙醇内 3～5 分钟；②用无菌剪刀剪开小鼠腹部皮肤，暴露腹膜；③将 5～6ml 预冷的 RPMI－1640 培养液注入腹腔，反复抽吸吹打腹腔，吸出冲洗液，放入 10ml 离心管，1500r/min 离心 10 分钟，弃上清；将沉淀用约 10ml 的新鲜 RPMI－1640 培养液悬浮，1500r/min 离心 10 分钟，弃上清；④沉淀以 HAT 选择培养液调整细胞数至 1×10^5 个/ml，加入 96 孔细胞培养板，置于 5% CO_2 培养箱中培养箱培养。

（2）准备骨髓瘤细胞 取培养的对数生长期骨髓瘤细胞，1500r/min 离心 10 分钟。沉淀用 RPMI－1640 培养液洗涤 2 次，调整细胞浓度为 1×10^7 个/ml 备用。

（3）制备免疫脾细胞 ①颈椎脱臼处死小鼠并放于 75% 乙醇中浸泡消毒，无菌条件下取出脾，并用 RPMI－1640 培养液轻轻洗去组织外的血液；②将脾放入 200 目钢网中，用注射器针芯研磨，制成脾细胞悬液，用吸管将细胞悬液移入 10ml 离心管中；③将离心管直立，放置 3～5 分钟，使大块的结缔组织下沉。将细胞悬液移入 10ml 离心管中，加入 RPMI－1640 不完全培养基至 10ml，1500r/min 离心 10 分钟，弃上清；④沉淀用约 10ml 的新鲜 RPMI－1640培养液再悬浮，重复步骤③；⑤台盼蓝染色计算活细胞数，以高于 80% 为合格，用 RPMI－1640 培养液调整为 1×10^7 个/ml 的脾细胞悬液。

（4）融合细胞 ①将骨髓瘤细胞与脾细胞按 1：10 比例混合（按每只小鼠获取的脾细胞数，计算所需要的骨髓瘤细胞），在 50ml 离心管内用 RPMI－1640 培养液洗涤 2 次，1500r/min 离心 10 分钟，弃上清，留取 0.1ml，轻轻弹击离心管底，使细胞沉淀混合成糊状；②60 秒内加入 37℃预热的 1.0ml PEG，边加液边旋转离心管，作用 90 秒后用 1ml 吸管将细胞悬液轻轻吹入离心管，立即加入 37℃预热的 RPMI－1640 培养液 1ml，然后 2 分钟内加入 5ml，接着在 5 分钟内加入 15ml，继续边摇动边加入培养液（总体积为 50ml）以终止 PEG 作用，1000r/min 离心 5 分钟；③弃上清，用含 20% 小牛血清 HAT 培养液重悬；④将融合后细胞悬液加入含有饲养细胞的 96 孔细胞培养板（每孔 100μl），37℃ 5% CO_2 培养箱中培养。

3. 选择杂交瘤细胞及抗体检测 ①HAT 选择杂交瘤细胞：每日观察细胞克隆生长情况。在 HAT 培养液中培养 1～2 天，将有大量瘤细胞死亡，3～4 天后瘤细胞消失，杂交细胞形成小集落。HAT 培养液维持 5～6 天后应换用 HT 培养液，当杂交瘤细胞布满孔底 1/10 面积时，即可开始检测特异性抗体，筛选出所需要的杂交瘤细胞系；②抗体的检测：采用 ELISA 检测抗体分泌。将培养上清加入 C 反应蛋白包被的 96 孔酶标反应板，37℃反应 1 小时；PBS 洗涤 3 次，加入 HRP 标记的羊抗鼠 IgG，37℃反应 1 小时；用 PBS 洗涤 3 次后加入 ELISA 底物液反应 30 分钟，加入终止液。检测 495nm 的吸光度值（A 值）。以 A 值≥0.2 为阳性，即被检测孔内含有分泌抗 C 反应蛋白的杂交瘤细胞。

4. 抗体阳性孔杂交瘤细胞克隆化 常采用有限稀释法：①克隆前 1 天制备饲养细胞层（同细胞融合）；②将要克隆的杂交瘤细胞从培养孔内轻轻吹开，计数；③调整细胞为 3～10 个/ml；④取前一天准备的含饲养细胞层的 96 孔细胞培养板，每孔加入稀释的细胞悬液 100μl。孵育于 37℃、5% CO_2 培养箱中；⑤在第 7 天换液，以后每 2～3 天换液 1 次；⑥8～9 天可见细胞克隆形成，及时检测抗体活性。⑦将阳性孔的细胞移至 24 孔细胞培养板中扩大培养并应尽快冻存。

5. 单克隆抗体的制备 大量制备单克隆抗体的方法主要有两种。

（1）体外大量培养杂交瘤细胞，从上清液中获取单克隆抗体。此方法产量低，一般培养液内抗体含量为 10～60μg/ml，如果大量生产，费用较高。

（2）体内接种杂交瘤细胞，制备腹水或血清。①腹水的制备：先腹腔注射 0.5ml 降植烷（或液状石蜡）于 BALB/c 鼠；1～2 周再腹腔注射 1×10^6 个杂交瘤细胞。接种细胞 7～10 天后可产生腹水，密切观察动物的健康状况与腹水征象，待腹水尽可能多，小鼠濒于死亡之前处死小鼠，用滴

微课/视频 5

微课/视频 6

微课/视频 7

微课/视频 8

微课/视频 9

管将腹水吸入试管中，一般一只小鼠可获 5~10ml 腹水，腹水中单克隆抗体含量可达到 5~10mg/ml；②实体瘤法：对数生长期的杂交瘤细胞按 $(1~3)×10^7$ 个/ml 接种于小鼠背部皮下，每处注射 0.2ml，共 2~4 个点。待肿瘤达到一定大小后（一般 10~20 天）则可采血，血清单克隆抗体的含量可达到 1~10mg/ml，但采血量有限。

6. 单克隆抗体的鉴定

（1）抗体特异性的鉴定　除用免疫原（抗原）进行抗体的检测外，还应该用与其抗原成分相关的其他抗原进行交叉试验，可采用 ELISA、IFA 法。

（2）效价测定　可以采用 ELISA 法。

（3）McAb 的 Ig 类与亚类的鉴定　一般在用酶或荧光素标记的第二抗体进行筛选时已经基本上确定了抗体的 Ig 类型。如果用的是酶或荧光素标记的兔抗鼠 IgG 或 IgM，则检测出来的抗体一般是 IgG 类或 IgM 类。至于亚类，则需要用标准抗亚类血清系统做双向琼脂扩散实验或夹心 ELISA 确定。

（4）McAb 识别抗原表位的鉴定　采用竞争结合试验测定相加指数的方法，测定 McAb 所识别抗原位点，以确定不同 McAb 识别的表位是否相同。

（5）亲和力的鉴定　用 ELISA 或 RIA 竞争结合试验确定 McAb 与相应抗原结合的亲和力。

（6）其他　McAb 的相对分子质量以及杂交瘤细胞染色体测定等，可根据需要选择测定。

7. 单克隆抗体的纯化　方法参考本单元实验二。

【实验结果】

McAb 应是一个 B 细胞杂交瘤克隆产生的针对单一抗原表位、特异性强、纯度高、亲和力高、效价高的抗体。

【注意事项】

1. 在细胞培养实验和细胞融合实验中，均要注意无菌操作，防止细胞污染的发生。
2. 为提高杂交瘤细胞的融合率，建议选择和免疫动物同一品系的骨髓瘤细胞。
3. 注意在接种和抽取腹水时小心操作，以免刺破肠管。收集腹水后，需 56℃ 30 分钟灭活补体。

【思考题】

1. HAT 选择培养基如何实现对杂交瘤细胞的选择？
2. 举例说明单克隆抗体的临床应用。

答案解析

（陈　爽）

第二章　非标记免疫技术

抗原抗体反应是指利用抗原与抗体高度特异性结合的原理，用已知的抗体检测未知抗原，或用已知抗原检测未知抗体的方法，进而诊断或辅助疾病的诊断。用于临床免疫检验的抗原抗体反应可分为非标记免疫技术和标记免疫技术，非标记免疫技术又根据抗原和抗体的性质、参与反应的成分、抗原抗体反应出现的现象和结果等，分为凝集试验、沉淀试验、补体参与的试验。

实验四　凝集试验

颗粒性抗原（红细胞、细菌等）或包被可溶性抗原（或抗体）的颗粒性载体，在适当电解质参与下，与相应抗体（或可溶性抗原）特异性结合而出现肉眼可见的凝集现象，称为凝集试验。根据是否需要颗粒载体参与反应，可分为直接凝集试验和间接凝集试验。凝集反应常用于输血前交叉配血试验、测定血清中病原体的特异性抗体及其效价（如肥达反应、外 – 斐反应、瑞特反应等）、检测可溶性自身免疫学抗原或抗体。本实验以红细胞凝集法检测溶血素效价和乳胶凝集法检测类风湿因子为例，重点介绍直接凝集试验和间接凝集试验。

一、直接凝集试验：溶血素效价滴定——红细胞凝集法

细菌、螺旋体和红细胞等颗粒性抗原，在适当电解质参与下直接与相应抗体结合出现凝集现象，称为直接凝集反应（direct agglutination）。直接凝集试验可分为玻片法、平板法、试管法及微量凝集法等。本实验以溶血素效价滴定 – 红细胞凝集法为例，重点介绍直接凝集试验（试管法）。

【实验目的】

掌握直接凝集试验的原理，熟悉实验步骤及注意事项，了解实验结果判断方法。

【实验原理】

用绵羊红细胞（sheep red blood cell，SRBC）免疫动物后，产生抗 SRBC 抗体即为溶血素。以标准定量的绵羊红细胞作为抗原，与一系列倍比稀释的待检血清反应，根据凝集现象出现与否判断血清中有无相应的溶血素，并以产生明显凝集现象（＋＋）的血清最高稀释度作为溶血素效价（或滴度）。

【实验仪器和材料】

1. 待检血清　用生理盐水按 1∶10 稀释的抗 SRBC 免疫血清（配制前待检血清需经 56℃ 30 分钟灭活）。

2. 试剂　抗原：生理盐水稀释的 1% 绵羊红细胞悬液；生理盐水。

3. 器材　试管架及洗耳球、记号笔、恒温箱、试管、刻度吸管。

【实验步骤】

1. 取试管 8 支，排列于试管架上并做好标记。

2. 每管分别加入 0.5ml 生理盐水。

3. 吸取 1∶10 稀释的 0.5ml 待检血清加入第 1 管中，充分混匀。

4. 自第 1 管中吸出 0.5ml 加入第 2 管，经充分混匀后吸出 0.5ml 加入第 3 管，如此依次稀释至第 7 管，混匀后吸出 0.5ml 弃去。此时 1~7 管所含免疫血清的稀释度为 1∶20、1∶40、1∶80、1∶160、1∶320、1∶640、1∶1280。

5. 第 8 管不加免疫血清作为空白对照。每次加入下一管之前充分混匀（表 4-1）。

6. 第 1~8 管分别加入 0.5ml 1% SRBC 悬液，充分混匀。

7. 此时第 1~7 管的血清最终稀释度为 1∶40、1∶80、1∶160、1∶320、1∶640、1∶1280、1∶2560。

8. 摇匀后，静置于 37℃进行反应，1 小时后观察结果并写出实验记录。

表 4-1　溶血素效价滴定操作程序

操作步骤	试管序号							
	1	2	3	4	5	6	7	8
生理盐水/ml	0.5	0.5	0.5	0.5	0.5	0.5	0.5	0.5
1∶10 待检血清/ml	0.5	0.5	0.5	0.5	0.5	0.5	0.5	弃 0.5
1% SRBC/ml	0.5	0.5	0.5	0.5	0.5	0.5	0.5	0.5
血清终稀释度	1∶40	1∶80	1∶160	1∶320	1∶640	1∶1280	1∶2560	空白对照

【实验结果】

1. 首先应观察第 8 管（空白对照管）：因该管未加免疫血清，故不应有凝集现象，红细胞应全部沉于试管底部，呈规则圆盘状。若出现凝集现象则说明实验操作有误或红细胞本身有自凝现象，试验结果无效。

2. 观察 1~7 号试验管，并以 +、+ +、+ + +、+ + + +，分别表示凝集强度，不凝集者记以"-"。

3. 判断标准：将凝集程度分为 5 个等级，凝集结果如下。

－：红细胞完全不凝集，全部沉淀于孔底成大的圆形状，与空白对照组完全相同。

+：红细胞大部分不凝集，有可见凝集颗粒，未凝集的红细胞沉淀于孔底成红色圆形状。

+ +：红细胞部分凝集，周边有较宽的透明带，且有未凝集的红细胞沉淀于孔底成红色圆点状，且相当于空白对照组的 50%。

+ + +：红细胞大部分凝集，但不成膜状，周边有较窄的透明带，且有未凝集的红细胞沉淀于孔底成红色小圆点状。

+ + + +：红细胞完全凝集，呈一层薄膜片状，均匀地分布在整个孔中，且边缘不整齐。

4. 溶血素效价判定：以出现" + +"凝集现象的血清最高稀释度作为待检血清的效价（或滴度）。

例如，实验结果为第 1 管（1∶40）和第 2 管（1∶80）呈" + + + +"凝集；第 3 管呈" + + +"凝集；第 4 管（1∶320）和第 5 管（1∶640）呈" + +"凝集；第 6 管（1∶1280）和第 7 管（1∶2560）呈" +"凝集或"-"；空白对照管（第 8 管）为"-"时，该血清的效价为 1∶640。

【注意事项】

1. 待检血清倍比稀释中，应注意加量准确，并避免遗漏或跳过试管，以保证血清稀释浓度的准确性。

2. 试验用试管应为相同规格。

3. 不能使用过期试剂，不混用不同批次试剂。

4. 加抗原 SRBC 时，应从对照管开始由后向前加入，避免影响稀释血清的浓度。

5. 观察结果时勿振荡或摇晃试管，以免影响试管上清液的透明度和已形成的凝集块的大小与性状，进而影响结果判定。

6. 电解质浓度和 pH 不适当等因素可引起抗原的非特异性凝集，故应先观察对照管，如出现非特异性凝集，则本试验无效。

微课/视频 1

二、间接凝集试验：类风湿因子检测——乳胶凝集法

将可溶性抗原（或抗体）先吸附于一种与免疫无关的、适当大小的颗粒性载体表面，模拟颗粒性抗原（或抗体）。该致敏颗粒可以与相应抗体（或可溶性抗原）特异性结合，在适当条件下出现凝集现象，称为间接凝集试验（indirect agglutination），也称被动凝集试验（passiveagglutination）。这种方法适用于各种抗体和可溶性抗原的检测，其敏感度高于沉淀反应，因此被广泛应用于临床检验。本次实验以胶乳凝集试验检测类风湿因子为例介绍间接凝集试验。

【实验目的】

掌握间接凝集试验的原理，熟悉实验步骤及注意事项，了解实验结果判断方法。

【实验原理】

类风湿关节炎患者可产生抗自身变性 IgG 的抗体，即类风湿因子（rheumatoid，RF），其具有与人变性 IgG Fc 段结合的能力。将人变性 IgG 和聚苯乙烯胶乳颗粒表面结合，制成致敏颗粒，与患者血清反应。根据胶乳凝集现象判断血清中是否含有 RF。

【实验仪器和材料】

1. 待检血清

2. 试剂　类风湿胶乳诊断试剂（已知抗原）：人变性 IgG 致敏胶乳颗粒；类风湿因子阳性对照血清、阴性对照血清；生理盐水。

3. 器材　黑色反应板、微量加样器等。

【实验步骤】

1. 试剂从冰箱取出后平衡至室温（18~25℃），轻轻混匀胶乳试剂。

2. 56℃ 30 分钟灭活待检血清。

3. 定性试验

（1）在反应板格上选 3 格，做好标记，分别加稀释的待检血清（20μl）、阳性和阴性对照血清各 1 滴。

（2）3 格内分别滴加类风湿胶乳诊断试剂各 1 滴，充分混匀，2 分钟后观察结果。

4. 半定量试验

（1）待检血清倍比稀释　定性试验结果为阳性时，取 4 支小试管分别加生理盐水 100μl，在第 1 管中加入待检血清 100μl，混匀后取 100μl 加入第 2 管，混匀后取 100μl 加入第 3 管，如此稀释至第 4

管，各管稀释比例依次为 1:2、1:4、1:8、1:16。

（2）加待检血清　选反应板 6 格，分别加入不同稀释度的血清（20μl/格），阴性对照血清 1 滴，阳性对照血清 1 滴。

（3）加胶乳试剂　6 格中分别滴加胶乳试剂 1 滴，混匀，2 分钟后观察结果。

【实验结果】

1. 定性试验

（1）阳性对照（≥20U/ml）　胶乳颗粒凝集且液体澄清。

（2）阴性对照（<20U/ml）　胶乳颗粒不凝集仍为白色均匀悬液。

（3）待检血清结果判读　与对照比较，出现凝集为 RF 阳性，不出现凝集为 RF 阴性。

2. 半定量试验　凝集效价：以出现明显凝集的血清最高稀释度为 RF 效价。

3. 参考区间　正常人血清 RF：阴性（<20U/ml）。

【注意事项】

1. 血清标本应新鲜，贮存于 2～8℃ 48 小时内使用，时间过长须置 -20℃ 保存。
2. 待测标本不得使用血浆。
3. 搅拌用的竹签等勿混用，以免出错。
4. 滴加各种试剂时，应尽量保证液滴大小一致。
5. 若阴性对照、阳性对照结果出现异常，则实验无效。
6. 试剂保存在 4℃，切勿冻存，不同批次试剂不得混用。
7. 用胶乳凝集试验只能检测 RF 的 IgM 类。

【思考题】

1. 可能引起凝集试验出现非特异性凝集的因素有哪些？
2. 间接凝集试验中载体起何作用？除了乳胶颗粒，还有哪些物质可作为颗粒载体？

答案解析

（金梅花）

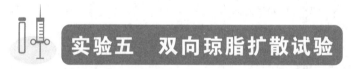

实验五　双向琼脂扩散试验

微课/视频 2

可溶性抗原与抗体在琼脂中各自向对方扩散，在抗原抗体浓度比例最适处形成沉淀线的试验称为双向琼脂扩散试验，可分为平板法和试管法两种，目前最常用的是平板法。本试验以平板法为例介绍双向琼脂扩散试验检测抗人球蛋白抗体效价。

【实验目的】

掌握双向琼脂扩散试验检测抗人球蛋白抗体效价的原理，熟悉双向琼脂扩散试验的操作方法，了解双向琼脂扩散试验的临床应用。

【实验原理】

可溶性抗原与相应抗体在琼脂中相应孔内分别向周围自由扩散，当二者相遇可发生特异性结合，并在比例适当处形成一条可见的白色沉淀线。本试验以人球蛋白为抗原，观察不同稀释度的抗人球蛋白抗体是否与相应抗原形成白色沉淀线，以判断血清中抗人球蛋白抗体的效价，可反映抗体相对含量。

【实验仪器和材料】

1. 待检血清 羊抗人 IgG 免疫血清。

2. 试剂 抗原：人 IgG；阴性对照血清、阳性对照血清；生理盐水；1.2% 琼脂糖：1.2g 琼脂糖加100ml 生理盐水。

3. 器材 载玻片、打孔器和挑针、下口径 2mm 滴管、加样器、湿盒、记号笔、37℃水浴箱、微波炉等。

【实验步骤】

1. 制板 将 1.2% 琼脂糖煮沸或用微波炉加热至溶解，取洁净干燥的载玻片置于水平台上，吸管吸取 4ml 迅速倾至载玻片，制成厚度约 3mm 的琼脂糖凝胶板，室温自然冷却。

2. 打孔 待琼脂凝固后用 3mm 打孔器打孔，孔间距 3～5mm。为便于识别加样方向或区分不同组别，可在凝胶边缘打孔或切角标记。

3. 加样 根据实验目的不同，将适当浓度抗原和抗体分别加入不同孔中。如图 5-1，在抗体效价测定中，共打 7 个孔，中央 1 孔，周围 6 孔。中央孔加适当浓度的抗原，周围 6 个孔按 10μl/孔依次加入 1:5、1:10、1:20、1:40 稀释的待检血清、阴性对照血清和阳性对照血清。

4. 温育 加样后，将琼脂板平放于加盖湿盒内，37℃温箱孵育，24～48 小时内观察结果。

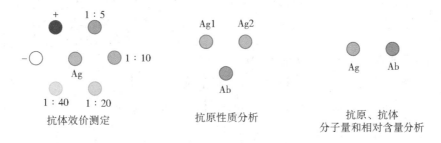

图 5-1 双向琼脂扩散试验加样示意图

【实验结果】

首先观察阴性和阳性对照孔与抗原孔之间的沉淀线形成情况：阴性对照与抗原孔之间无沉淀线形成，而阳性对照与抗原孔之间出现白色沉淀线，说明本次实验有效；阴性和阳性对照，任何一个结果与预期不符，说明本次实验无效，需重新实验。

接着观察待检样品孔与抗原孔之间是否产生白色沉淀线。本试验中，1:5、1:10、1:20 稀释的抗体孔与中央抗原孔之间均出现白色沉淀线，以出现白色沉淀线的最高稀释孔稀释倍数表示该免疫血清的效价，即为 1:20（图 5-2）。

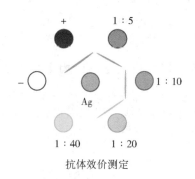

图 5-2　抗原抗体效价测定示意图

【注意事项】

1. 玻片要清洁干燥、边缘整齐。浇制琼脂板时，一次性迅速完成，防止形成气泡或在移液管中凝固。

2. 打孔时要圆整光滑，避免产生裂缝，可用针小心挑出孔内琼脂。

3. 加样时应尽量避免产生气泡或加到孔外，务必使每个孔都既被加满又不使样品溢出孔外。每加一样品都需更换滴管。

4. 温育时间要适宜，时间过长，沉淀线可解离导致假阴性或不清晰。

5. 37℃扩散后，可置冰箱放置一定时间后观察结果，此时沉淀线更加清晰。

【临床应用】

双向琼脂扩散试验常用于判断抗原或抗体的存在、纯度分析、相对浓度及相对分子量分析、抗原性质分析、抗体效价测定。临床曾用于辅助诊断疾病，如检测甲胎蛋白（AFP）、乙肝表面抗原（HBsAg）等。

【思考题】

1. 影响双向琼脂扩散试验结果的因素有哪些？
2. 试用双向琼脂扩散试验设计一个抗原性质分析的试验。
3. 试用双向琼脂扩散试验设计一个抗原抗体是否相对应的试验。

答案解析

（李继霞）

 实验六　免疫电泳

微课/视频 3

免疫电泳（immune electrophoresis）是将区带电泳和双向琼脂扩散相结合的一种免疫分析技术。该技术既有抗原抗体反应的高特异性，又有电泳分离技术高分辨率的特点，常被用于血清蛋白抗原或抗体成分的分析。

【实验目的】

掌握免疫电泳的实验原理，熟悉该实验的操作过程和结果观察，了解该实验的常见影响因素。

【实验原理】

通过琼脂糖凝胶区带电泳，样品中的蛋白质抗原因分子量、所带电荷及其构型的不同，电泳迁移率各异，被分离成肉眼不可见的若干区带；再在与电泳方向平行的琼脂槽内加入相应抗体，进行双向琼脂扩散；分布于不同区带的多种抗原成分与其对应的抗体在二者比例合适处形成肉眼可见的弧形沉淀线。根据沉淀线的数量、位置和形状，可对样品中所含成分的种类和性质进行判定。

【实验仪器和材料】

1. 待检样品　患者血清、正常人血清。

2. 试剂

（1）抗血清：兔抗人全血清。

（2）缓冲液：0.05mol/L pH 8.6 巴比妥缓冲液。

（3）1%琼脂糖：用 0.05mol/L pH 8.6 巴比妥缓冲液配置，4℃冰箱保存备用。

（4）染料：溴酚蓝。

3. 器材　载玻片、吸管、打孔器、毛细滴管、挖槽刀、湿盒、滤纸、水平台、电泳仪、电泳槽、温箱。

【实验步骤】

微课/视频4　微课/视频5

1. 琼脂板制备将洁净载玻片置于水平台上，用吸管吸取热融化的1%琼脂糖浇板，厚度1.5~1.8mm，待琼脂糖冷却凝固后打孔开槽（图6-1），中间槽以2片间隔1.5~2.0mm的刀片切割，挑去孔内琼脂，槽内琼脂暂不挑出。

2. 加样患者血清和正常人血清用巴比妥缓冲液按1：2稀释，再用毛细滴管或微量加样器分别加入两个样品孔中（不得外溢）。可在正常人血清中加入微量溴酚蓝染液，使白蛋白着色，以便于观察白蛋白的电泳速度和位置。

3. 区带电泳以0.05mol/L pH 8.6巴比妥缓冲液为电泳缓冲液，将加样后的琼脂板置于电泳槽上，样品孔靠近阴极端，用缓冲液浸湿的双层滤纸搭桥，以80V的稳定电压进行区带电泳1.5小时，待白蛋白电泳至琼脂板阳极端1.0cm处，终止电泳。

4. 双向琼脂扩散电泳结束，取出琼脂板，挑弃槽内琼脂，用毛细滴管将兔抗人全血清充满槽内（勿外溢）。将琼脂板水平放置于湿盒内，于37℃温箱内孵育24小时，之后观察结果或经染色、干燥后保存。

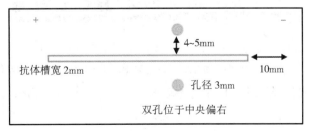

图6-1　免疫电泳琼脂板制备示意图

微课/视频6

【实验结果】

根据样品沉淀线的数量、位置和形状，与正常人血清形成的沉淀线比较，对患者血清中多种成分的种类和性质进行分析、鉴定（图6-2）。

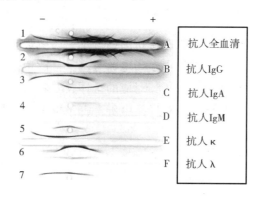

A	抗人全血清
B	抗人IgG
C	抗人IgA
D	抗人IgM
E	抗人κ
F	抗人λ

图6-2 免疫电泳结果示意图

【注意事项】

1. 抗体明显过剩，可出现多条同心沉淀弧；抗原明显过剩，可使沉淀弧增宽，边缘不清甚至消失；如样品中抗原浓度高于20g/L，应使用缓冲液将样品稀释后再进行实验。

2. 抗血清最好使用免疫2只或2只以上动物的混合抗血清，以增加抗血清的抗体谱。

3. 浇制的琼脂板，要求厚度均匀、无气泡。

4. 打孔挖槽时，要求内壁整齐，避免琼脂破裂。

5. 扩散过程中应分别在不同时间进行结果观察，做好记录。因抗原明显过剩时，在最初几个小时内会出现沉淀弧，但随着扩散时间的延长沉淀弧又会消失。

6. 每次电泳后应倒换正、负电极，或将两槽缓冲液混合后再次使用。

【思考题】

1. 免疫电泳的实质是什么？
2. 免疫电泳如何对蛋白抗原及抗体成分进行分析？
3. 免疫电泳的注意事项有哪些？

答案解析

（邓念华）

微课/视频7

实验七 免疫比浊试验

免疫比浊测定属于液相沉淀实验，根据检测光信号性质的不同可分为透射比浊法和散射免疫比浊法两种，其中散射免疫比浊法又分为终点散射比浊法和速率散射比浊法。为解决形成的免疫复合物分子较小很难形成浊度或抗原分子大小极度不一影响检测结果准确性的问题，建立了改良的免疫比浊测定法，即胶乳颗粒增强免疫比浊法（又称免疫胶乳比浊测定法）。本实验以测定人血清IgG含量为例，介绍散射免疫比浊法。

【实验目的】

以人血清 IgG 定量检测为例，掌握散射免疫比浊法的实验原理、操作过程及结果计算，熟悉常见的实验影响因素，了解自动化免疫比浊法运行原理。

【实验原理】

本实验采用速率散射比浊法。当 IgG 与其抗体在特殊稀释系统中反应而且比例合适时，形成的可溶性免疫复合物在稀释系统中的促聚剂（聚乙二醇等）作用下，自液相析出，形成微粒，使反应液出现浊度。当抗体浓度固定且过量时，形成的免疫复合物的量随待测抗原量的增加而增加，反应液的浊度也随之增加。根据一系列已知浓度的标准品测得的浊度值，绘制标准曲线，通过标准曲线即可计算出待测样品中 IgG 的含量。

【实验仪器和材料】

1. 待测血清　高低水平各一份。
2. 试剂
（1）配套检测试剂：检测用抗人 IgG 抗体溶液、人 IgG 抗原过量检测溶液。
（2）配套稀释液：磷酸盐缓冲生理盐水。
（3）配套缓冲液：含高分子强化剂的磷酸盐缓冲液。
（4）校准品、质控品。
3. 器材　双光径免疫浊度分析仪。

【实验步骤】

1. 装载检测试剂、稀释液、缓冲液　取下螺旋盖前，将试剂瓶轻轻倒转混合，去掉试剂瓶螺旋盖，检查是否有气泡，除掉所有气泡，盖好防蒸发盖，将试剂放入仪器。稀释液、缓冲液同上。

2. 用标准品对检测系统定标，生成校准曲线　提前取出标准品，室温放置 30 分钟，取一样本杯，加入适量校准品，放到样本架上，将样本架置于检测仪器上，进行定标。

3. 进行质控检测，判断是否在控　提前取出质控品，室温放置 30 分钟，取一样本杯，加入适量质控品，上机检测。依据既往累积靶值判断是否在控，如在控进行样本检测，如失控，需寻找原因，待质控在控后方可进行样本检测。

4. 样本检测　系统根据响应信号值自动给出检测结果浓度值。分别选择高低两个水平浓度样本进行检测，高浓度样本需倍比稀释，观察高浓度和低浓度样品检测过程的差异。

注：因不同检测平台操作方式略有差异，本实验步骤未详细说明如何在仪器上进行试剂装载、定标、样本检测等内容，请根据实验室实际使用设备进行教学，本教材视频教学中会选一种检测平台做示范教学。

【实验结果】

1. 系统会根据检测样本的信号值和标准曲线，自动给出检测浓度。
2. 高浓度样本检测会有再稀释过程。

【注意事项】

1. 溶血和脂血可能会影响测定结果。

2. 抗人 IgG 血清要求特异性强且效价高。

3. 为保证实验精度，需建立室内质控。

4. 本实验临床应用目前以自动化检测为主，仪器定标一次，待检样本可独立进行检测。如为非自动化检测，需要标准品与待测血清同步进行测定，且定标曲线不可一次做成长期使用。

5. 常见全自动免疫比浊测定仪均具有抗原过量的自动监测功能，并能对含过量抗原的待测样本进行自动稀释、重新检测。常见抗原过量监测机制包括抗原再添加（速率散射比浊法）、预反应（终点散射比浊法）等方式。

【方法评价】

在免疫比浊技术中，为避免"钩状效应"，通常选择抗体过量，以利于抗原 – 抗体复合物的快速形成，并保持相对不溶性，以保证所有待测抗原能完全与抗体结合使检测反应比浊信号与抗原量的增加成正比关系。免疫比浊测定相对于其他沉淀试验类型，其稳定性好、敏感性高、精确度高、干扰因素少，结果判断更加客观、准确。

【临床应用】

免疫比浊测定已广泛应用于不同体液中蛋白质如免疫球蛋白、补体、急性时相反应蛋白及药物浓度等的检测。自动化免疫比浊分析系统具有操作简便、准确性高、重复性好及灵敏度高的特点，能及时将各种信息向临床反馈，又可节约大量人力、物力，利于大批量样品的处理。

【思考题】

1. 速率散射比浊法检测血清 IgG 时，如何判断待测 IgG 是否过量？
2. 什么情况下需要对免疫比浊项目进行定标操作？

答案解析

（周剑锁）

微课/视频 8

实验八　血清总补体活性（CH_{50}）测定

补体系统是存在于人或动物血清中的一组具有酶活性的球蛋白，是抗体发挥溶细胞作用的补充免疫活性分子，参与维护机体稳态。正常人血清中的补体含量及活性相对稳定，在某些疾病发生时可出现波动。因此，临床上动态观察血清总补体溶血活性，对一些疾病有辅助诊断意义。

【实验目的】

掌握血清总补体活性测定的原理，熟悉血清总补体活性测定的操作和结果判断。

【实验原理】

绵羊红细胞（sheep red blood cell，SRBC）与相应抗体结合形成的致敏红细胞可激活补体，从而导致 SRBC 溶解。当致敏红细胞浓度恒定时，溶血程度与补体的活性成正比。将待检血清作一系列稀释后，分别加入抗体致敏的红细胞进行反应，测定溶血程度，可判定待检血清的总补体活性。由于溶血程度在 50% 附近（30% ~70%）时，补体的用量稍有变化就会对溶血程度产生很大的影响，以 50% 溶血作为反应终点比以 100% 溶血作为终点更为敏感，因此该试验又称为补体 50% 溶血试验，即 CH$_{50}$试验。

【实验仪器和材料】

1. 待检血清

2. 试剂

（1）pH 7.4 巴比妥缓冲液（barbitone buffer solution，BBS）、生理盐水。

（2）溶血素（抗 SRBC 抗体）：购自试剂公司。实验中一般使用 2 个溶血单位（2U 溶血素），用 BBS 稀释。

（3）制备 2% SRBC 取新鲜脱纤维或 Alsever 液保存的绵羊血，加数体积的生理盐水混匀，2000r/min 离心 10 分钟，弃上清。如此洗涤 2 次，第 3 次用 BBS 洗涤，随后取管底压积红细胞用 BBS 配成 2% 细胞悬液。为了使悬液浓度标准化，可取 2% SRBC 0.2ml 加 BBS 4.8ml 稀释 25 倍，用分光光度计于波长 542nm 处测定透光率，要求达到 40%。若有偏差，应进行校正。

3. 器材 离心机、试管、吸管、恒温水浴箱、分光光度计、比色杯等。

【实验步骤】

1. 稀释待检血清 吸取待检血清 0.2ml，加 BBS 3.8ml，将血清进行 1：20 倍稀释。

2. 制备 50% 溶血标准管 吸取 2% SRBC 悬液 0.5ml，加蒸馏水 4.5ml，混匀使红细胞全部溶解，即成为 50% 溶血标准管。

3. 制备致敏 SRBC（sensitized SRBC，SSRBC） 吸取 2% SRBC 悬液 10ml，加 2U 溶血素 10ml，37℃水浴 10 分钟，即为 SSRBC。

4. 活性测定 取 8 支试管并按顺序编号，按照表 8 - 1 所示加入各试剂，混匀，置 37℃水浴 30 分钟后测定补体活性。

表 8 - 1 血清总补体活性测定

试管号	BBS/ml	1：20 稀释血清/ml	SSRBC/ml		补体溶血活性（KU/L）
1	1.50	—	1.0		—
2	1.35	0.15	1.0		133
3	1.30	0.20	1.0		100
4	1.25	0.25	1.0	37℃	80
5	1.20	0.30	1.0	水浴	66.6
6	1.15	0.35	1.0	30 分钟	57.1
7	1.10	0.40	1.0		50
8	1.05	0.45	1.0		44.4

【实验结果】

将各反应管经 2500r/min 离心 5 分钟后，先观察 SSRBC 阴性对照管（第 1 管），应完全不溶血。用目测法观察各管溶血程度，并与 50％溶血标准管比较，选择与标准管最接近的两管，再用分光光度计于波长 542nm 进行比色测定。以 BBS 作为空白校正零点，找出吸光度值与标准管最接近的一管，根据该管的血清用量，求出总补体溶血活性。

$$补体溶血活性（KU/L）= \frac{1}{血清用量（ml）} \times 稀释倍数$$

用 CH_{50} 法测定血清总补体活性时，所测得的值与反应体积有关，反应体积大，测得的值略小。

【注意事项】

1. 待检血清必须新鲜，且无溶血、无污染等。如室温放置 2 小时以上，补体活性会下降。
2. 实验器材应清洁，残留的酸碱等化学物质均可破坏补体。
3. 绵羊红细胞等试剂应新鲜配制。
4. 补体的溶血活性可受多种因素影响，如溶液的酸碱度变化、钙和镁离子增加等可使补体溶血活性下降。绵羊红细胞浓度和 SSRBC 吸附溶血素的量等可直接影响溶血程度，当每一 SSRBC 吸附的抗体分子少于 100 时，溶血程度随红细胞浓度的增加而减少，当用高浓度溶血素致敏时，溶血程度则随红细胞浓度的增加而增加。
5. 补体性质不稳定，所以需对实验的条件和各个环节加以严格控制。

【临床应用】

血清总补体溶血活性测定在临床上主要应用于一些疾病的辅助诊断。补体活性升高多见于各种传染病、组织损伤、急性炎症和肿瘤等，这可能与炎症感染过程中一些因子促进补体合成有关，但在病情危重时，总补体活性往往下降。补体活性降低多见于免疫复合物型超敏反应，如系统性红斑狼疮活动期、急性肾小球肾炎、类风湿关节炎和严重肝病等。

【思考题】

答案解析

1. 补体溶血活性测定结果受哪些因素影响？
2. 补体的溶血活性为何以 50％溶血程度作为判定反应终点的指标，而不用 100％溶血程度？

（赵黛娜）

第三章　标记免疫技术

临床免疫检验的抗原抗体反应可分为非标记免疫技术和标记免疫技术，标记免疫技术根据标记物、标记物的检测方式不同可分为间接免疫荧光试验、酶联免疫吸附试验、化学发光免疫分析、电化学发光免疫分析、胶体金免疫层析分析、流式细胞术分析技术等，本章将对这部分试验进行介绍。

实验九　间接免疫荧光试验

微课/视频1

荧光抗体技术是以荧光标记抗体作为诊断试剂，用于检测抗原或抗体。根据参与成分和反应的程序不同，荧光抗体技术分为直接法、间接法、补体法、双标记法等。本实验以间接免疫荧光法检测抗核抗体（antinuclear antibody，ANA）为例进行介绍。

【实验目的】

掌握间接免疫荧光法检测抗核抗体的实验原理、操作步骤和结果分析。

【实验原理】

将待检血清与核抗原片温育，如果待检血清中含有ANA，会与相应的核抗原结合。在第二次温育时，荧光素标记的抗人抗体与结合在核抗原片上的ANA反应，在荧光显微镜下可观察到抗原片上ANA荧光着染强度和核型。

【实验仪器和材料】

1. 试剂　抗原基质片（上面有人喉癌上皮细胞Hep－2和猴肝组织）、FITC－羊抗人IgG、阳性对照血清、阴性对照血清、PBS－吐温缓冲液、封片介质。

2. 器材　荧光显微镜、加样板、盖玻片、微量加样器、试管、搪瓷方盒、吸水纸等。

【实验步骤】

1. 稀释待检血清　将待检血清用PBS按1∶100比例稀释。

2. 加样　按顺序分别滴加25μl稀释后样本至加样板的每一反应区，避免产生气泡，将抗原基质片有生物薄片的一面朝下，盖在加样板的凹槽里，反应立即开始，室温温育30分钟。

3. 洗涤　用PBS吐温缓冲液流水冲洗抗原基质片，然后立即将其浸入装有PBS吐温缓冲液的搪瓷盘中浸泡至少5分钟。

4. 染色　滴加20μl FITC标记的羊抗人IgG至洁净加样板的反应区，从PBS吐温缓冲液中取出抗原基质片，5秒钟内用吸水纸擦去背面和边缘的水分后，立即盖在加样板的凹槽里，室温温育30分钟，注意避免阳光直射。

5. 洗涤　用PBS吐温缓冲液流水冲洗抗原基质片，然后立即将其浸入装有PBS吐温缓冲液的搪瓷盘中浸泡至少5分钟。

6. 封片 将盖玻片直接放在泡沫板的凹槽里，滴加封片介质至盖玻片，每一反应区约1滴，从 PBS 吐温缓冲液中取出抗原基质片，用吸水纸擦干背面和边缘的水分，将抗原基质片有生物薄片的一面朝下，放在已准备好的盖玻片上。

7. 观察结果 荧光显微镜下观察荧光染色类型和荧光强度。

【实验结果】

在荧光显微镜下，无荧光的为阴性，有绿色荧光的为阳性，ANA 存在多种荧光核型，常见的有如下几种：①均质型，细胞核呈均匀一致的荧光；②核颗粒型，细胞核呈颗粒状荧光；③核膜型，细胞核周围呈现荧光，而核中心荧光弱或无；④核仁型，核仁区呈现均匀荧光。

【注意事项】

1. 每一次实验应设立阳性和阴性对照，如果阳性对照没有显示特异性荧光，或者阴性对照显示特异性荧光，建议不采用此次试验结果并重新进行检测。

2. 加样时，应确保每一样本均与生物膜片接触且样本间互不接触。

3. 用吸水纸擦干抗原基质片背面和边缘的水分时，为防止破坏基质，不要擦拭反应区的间隙。

【思考题】

1. 间接免疫荧光法操作中应注意哪些事项？
2. ANA 阳性的主要临床意义有哪些？

答案解析

（万秀方）

 实验十　酶联免疫吸附试验

微课/视频 2

酶联免疫吸附试验（enzyme - linked immunosorbent assay，ELISA）是最常用且应用最广的酶免疫技术。它是在保持抗原或抗体生物活性的前提下将抗原或抗体吸附到固相载体表面，把待测标本和酶标抗原或酶标抗体按一定顺序与固相载体上的抗原或抗体特异性结合，形成抗原抗体 - 酶标抗体（或酶标抗原）免疫复合物，然后通过洗涤去除未结合的物质，再加入酶相应底物，酶催化底物生成有色产物，显色深浅与待测抗原或抗体的浓度相关，可根据显色深浅对抗原或抗体进行定性或定量分析。ELISA 根据反应原理的不同，其方法类型包括双抗体夹心法、间接法、竞争法和捕获法。

本实验以双抗体夹心法定量检测甲胎蛋白、竞争法定量检测血清游离 T_4 为例。

一、双抗体夹心法（甲胎蛋白定量分析）

人血清甲胎蛋白（alpha - fetoprotein，AFP）定量检测主要用于原发性肝癌的辅助诊断。一般认为，AFP 血清含量大于 400ng/ml 时原发性肝癌的阳性率可达 60% ～ 80%，但 AFP 阴性不能排除肝癌。血清 AFP 的含量与肝癌分化相关。动态监测血清 AFP 也可用作肝癌病程的监测，治疗效果及预后的评估。

【实验目的】

掌握 ELISA 双抗体夹心法定量检测 AFP 的原理及临床意义，双抗体夹心法测定的操作步骤，ELISA 双抗体夹心法定量计算的方法；熟悉酶标仪的使用；了解 ELISA 检测的影响因素和注意事项。

【实验原理】

本实验为 ELSIA 双抗体夹心法定量检测 AFP。原理为采用抗 – AFP 单克隆抗体包被固相载体，加入待检标本温育，洗涤后再加入酶标抗 – AFP 多克隆抗体，在固相载体上形成抗 – AFP – AFP – 酶标抗 – AFP 免疫复合物，再次洗涤后加酶相应底物，免疫复合物中的酶将底物催化产生颜色反应。用酶标仪测定其吸光度（OD），在一定范围内，OD 值与标本中的 APF 含量的对数值呈线性关系，用已知浓度的 AFP 标准品做同步检测，制作标准曲线或求出回归方程，通过标准曲线或将待检标本测得的 OD 值代入回归方程可求得 AFP 的含量。

【实验仪器和材料】

1. 试剂　抗 – AFP 单克隆抗体、酶标抗体即抗 – AFP – 辣根过氧化物酶（horseradish peroxidase，HRP）多克隆抗体、AFP 标准品（20、50、100、200、400ng/ml）、阴性对照、包被液（pH 9.6 0.05mol/L 碳酸盐缓冲液）、封闭液（1% BSA – pH 7.4 0.15mol/L PBS）、洗涤液（0.05% Tween 20 – pH 7.4 0.15mol/L PBS）、显色液 A（0.5‰ H_2O_2）、显色液 B（0.25‰TMB）、终止液（2mol/L H_2SO_4）、待检血清。

2. 器材　微孔反应板、恒温水浴箱或孵箱、微量移液器及酶标仪、封板膜、吸水纸。

【实验步骤】

1. 包被　将抗 – AFP 单克隆抗体按推荐（或经实验确定）比例稀释后包被于微孔反应板，每孔100μl，放置于4℃冰箱中24小时。24小时后从冰箱中取出微孔反应板，弃去孔中液体。

2. 封闭　每孔加200μl封闭液，放置于4℃冰箱中24小时。24小时后弃去孔中液体，风干后置4℃冰箱保存备用。

3. 加样　用微量移液器分别吸取100μl待检血清、标准品（20、50、100、200、400ng/ml）、阴性对照加入相应的酶标板反应孔（各2孔），空白对照（不加样）1孔。封板，置于37℃温育45分钟。

4. 洗涤　取出反应板，弃去孔中液体，吸取洗涤液注满各孔，静置1分钟，弃去孔内洗涤液，在吸水纸上拍干，重复3次。

5. 加酶标抗体　除空白对照孔外，其余各孔加入50μl抗 – AFP – HRP，轻轻振荡10秒，混匀，封板，置于37℃温育30分钟。

6. 洗涤　同步骤4。

7. 显色　在所有孔内加入显色液 A、显色液 B 各50μl，轻轻振荡10秒，混匀，封板，置于37℃温育10分钟。

8. 终止反应　每孔加入终止液50μl，混匀。

9. 比色　取主波长450nm及参比波长630nm，以空白孔调零，读取各孔 OD 值，记录结果。

【实验结果】

可通过以下两种方法获得待检标本 AFP 含量。

1. 绘制标准曲线　可以手工绘制，也可使用软件绘制。手工绘制时可使用半对数纸，对数坐标轴为标准品 AFP 含量，普通算数坐标轴为其对应的 OD 值（双波长比色所得 OD 值即为主波长与参比波长 OD 值之差），所得曲线一般呈 S 形，头、尾部分曲线趋于平坦，中央较呈直线的部分是最理想的检测区域。待检标本的浓度可根据测得的 OD 值由标准曲线获得。

2. 求回归方程　标准品 AFP 含量的对数作为自变量（x），其相对应的 OD 值作为应变量（y），求得回归方程，将待检标本测得的 OD 值代入方程即可得到对应的待检标本 AFP 含量。

【注意事项】

1. 标本的采集和保存：血清标本避免溶血、细菌污染及凝固不全，采集后尽快检测。5 天内检测的血清标本可放置 4℃，超过 1 周则需低温冻存。待测标本不可用 NaN_3 防腐，因为 NaN_3 对 HRP 有抑制作用。

2. 试剂准备：从冷藏环境中取出的样品和试剂应在室温下平衡 30 分钟至室温后方可使用。

3. 加样：建议使用微量移液器加所有组分。加样操作时应将液体及标本加在微孔板孔底，避免液体外溅，避免产生气泡，加样量准确，每次应该更换吸头吸取样品，以免标本发生交叉污染。

4. 温育：微孔板应封板以免液体蒸发，板与板不得叠放以避免出现边缘效应。

5. 洗涤：洗涤液是磷酸盐配制，可能会形成结晶。若出现结晶应充分溶解后方可使用。严格按照制定的洗涤方案进行洗涤，严格控制洗板时间和次数，避免因洗板不干净或洗板过度而导致假阳性或假阴性。

6. 比色：须在终止反应规定时间内比色。

7. 实验操作过程中应注意防护，废弃物必须按传染性样品处理。

8. 类风湿因子对本实验具有干扰作用。类风湿因子具有和多种动物 IgG 的 Fc 端结合的能力，测定时也可同时结合包被抗体和酶标抗体，从而催化底物显色导致假阳性反应。

二、竞争法（血清游离 T_4 定量分析）

血清游离 T_4（FT_4）是甲状腺功能评估的检测项目之一，且不受血清甲状腺结合球蛋白（TBG）影响。发生甲状腺功能亢进症时，甲状腺激素分泌过多，代谢率增加，血清 FT_4 水平升高；发生甲状腺功能减退症时，甲状腺激素合成不足，机体处于低代谢状态，血清 FT_4 水平降低。

【实验目的】

掌握 ELISA 竞争法定量检测 FT_4 的原理及临床意义。ELISA 竞争法测定的操作步骤，ELISA 竞争法定量计算的方法；熟悉酶标仪的使用；了解 ELISA 检测的影响因素和注意事项。

【实验原理】

本实验为 ELISA 竞争法定量检测血清 FT_4。原理为将纯化的抗 - T_4 单克隆抗体包被固相载体，同时加入待测血清和酶标 T_4，酶标 T_4 与待测血清中的 FT_4 竞争结合固相载体上的抗 - T_4 单克隆抗体，加入酶相应底物显色后，免疫复合物中的酶将底物催化产生颜色反应。用酶标仪测定其吸光度（OD），在一定范围内，OD 值与标本中 FT_4 含量的对数值呈负相关。用已知浓度的 T_4 标准品做同步检测，制作标准曲线或求出回归方程，通过标准曲线或将待检标本测得的 OD 值代入回归方程可求得标本中 FT_4 的含量。

【实验仪器和材料】

1. 试剂　抗 – T4 单克隆抗体、酶标抗原（T$_4$ – HRP）、T$_4$ 标准品（12.5、25、50、100、200、400ng/ml）、阴性对照、包被液（pH 9.6 0.05mol/L 碳酸盐缓冲液）、稀释液（0.1% BSA – pH 7.4 0.15mol/L PBS）、洗涤液（0.05% Tween 20 – pH 7.4 0.15mol/L PBS）、显色液 A（0.5‰ H$_2$O$_2$）、显色液 B（0.25‰ TMB）、终止液（2mol/L H$_2$SO$_4$）、待检血清。

2. 器材　微孔反应板、恒温水浴箱或孵箱、微量移液器及酶标仪、封板膜、吸水纸。

【实验步骤】

1. 包被　将纯化的抗 – T$_4$ 单克隆抗体按推荐（或经实验确定）比例稀释后包被于微孔反应板，每孔 100μl，放置于 4℃ 冰箱中 24 小时。24 小时后从冰箱中取出微孔反应板，弃去孔中液体。

2. 封闭　每孔加 200μl 封闭液，放置于 4℃ 冰箱中 24 小时。24 小时后弃去孔中液体，风干后置 4℃ 冰箱保存备用。

3. 加样　用微量移液器分别吸取 50μl 待检血清、标准品（12.5、25、50、100、200、400ng/ml）、阴性对照加入相应的酶标板反应孔（各 2 孔），空白对照（不加样）1 孔。

4. 加酶标抗原　每孔加 50μl T$_4$ – HRP 后封板，置于 37℃ 温育 45 分钟。

5. 洗涤　取出反应板，弃去孔中液体，吸取洗涤液注满各孔，静置 1 分钟，弃去孔内洗涤液，在吸水纸上拍干，重复 3 次。

6. 显色　在所有孔内加入显色液 A、显色液 B 各 50μl，轻轻振荡 10 秒，混匀，封板，置于 37℃ 温育 10 分钟。

7. 终止反应　每孔加入终止液 50μl，混匀。

8. 比色　取波长 450nm 及 630nm，以空白孔调零，读取各孔 OD 值，记录结果。

【实验结果】

可通过以下两种方法获得待检标本 FT$_4$ 含量。

1. 绘制标准曲线　可以手工绘制，也可使用软件绘制。手工绘制时可使用半对数纸，对数坐标轴为标准品 FT$_4$ 含量，普通算数坐标轴为其对应的 OD 值，所得曲线一般呈 S 形，头、尾部分曲线趋于平坦，中央较呈直线的部分是最理想的检测区域。待检标本的浓度可根据测得的 OD 值由标准曲线获得。

2. 求回归方程　标准品 FT$_4$ 含量的对数作为自变量（x），其相对应的 OD 值作为应变量（y），求得回归方程，将待检标本测得的 OD 值代入方程即可得到对应的待检标本 FT$_4$ 含量。

【注意事项】

同双抗体夹心法。

【思考题】

1. ELISA 检测时为何要对试剂的最佳工作浓度进行确定？

2. ELISA 检测抗原和检测抗体的方法类型各有哪些？这些方法各有何特点？

答案解析 1　答案解析 2

（卫蓓文）

实验十一　酶联免疫斑点试验

微课/视频 3

酶联免疫斑点检测技术（enzyme‑linked immunospot assay，ELISPOT）是酶联免疫吸附技术（ELISA）与细胞培养技术充分结合而建立起来的一种可以在单细胞水平上检测特异性抗体或细胞因子（cytokine，CK）的新型检测技术，该技术快捷简便，已经成为抗原特异性 T、B 淋巴细胞免疫学研究的主流技术之一。本试验以结核感染 T 细胞斑点（T‑SPOT. TB）试验为例来介绍 ELISPOT 的检测原理、操作方法和用途。本实验通过体外实验模拟体内免疫应答过程，检测受试者体内是否存在针对结核分枝杆菌的特异性效应 T 细胞，进而判断受试者是否感染结核分枝杆菌。通过这一技术，可以快速、准确地评估受试者对于结核感染的免疫状态，为结核病的早期诊断、预防和治疗提供重要依据。

【实验目的】

通过完成 T‑SPOT. TB 试验，掌握酶联免疫斑点技术（ELISPOT）的基本原理及其在检测特异性 T 细胞免疫反应中的应用，熟练使用 T‑SPOT. TB 技术检测结核分枝杆菌特异性 T 细胞免疫反应的方法，了解 T‑SPOT. TB 技术在临床诊断中的意义及其实用性。

【实验原理】

结核菌感染者体内存在结核菌特异性效应 T 细胞，效应 T 细胞在体外受特异性抗原刺激后会释放 γ‑干扰素。T‑SPOT. TB 试验利用结核菌特异性纯化抗原（如 ESAT‑6 和 CFP10）刺激体外培养的外周血单个核细胞（PBMCs），通过 T‑SPOT. TB 技术检测受试者体内是否存在特异性结核效应 T 细胞，从而判断该受试者是否感染结核分枝杆菌。

将结核菌特异性纯化抗原（如 ESAT‑6 和 CFP10）和待检者 PBMCs 混合培养，刺激所有致敏 T 细胞，使其活化并释放 γ‑干扰素。T 细胞分泌的 γ‑干扰素与预包被在反应孔膜上的特异性抗体反应，形成抗原‑抗体复合物，然后加入酶标抗体和底物液，在反应部位形成不溶性色素斑点，每个斑点代表一个特异性 T 细胞，即一个活化的、针对结核菌抗原的 T 细胞。

通过计数这些斑点，可以定量评估受试者体内针对结核菌的特异性 T 细胞免疫反应水平。如果斑点数量超过设定的阈值，即判定为阳性反应，说明受试者体内存在针对结核菌的特异性效应 T 细胞，可能感染了结核分枝杆菌。反之，则为阴性反应，表明受试者体内未检测到针对结核菌的特异性 T 细胞免疫反应。

【实验仪器和材料】

1. 试剂　PBMCs 分离液、抗原 A 溶液（结核菌特异性纯化抗原 ESAT‑6）、抗原 B 溶液（结核菌特异性纯化抗原 CFP10）、碱性磷酸酶标记鼠抗人 γ‑干扰素单抗（PBS 缓冲液 200 倍稀释）、显色底物液、阳性质控（植物血凝素）、预包被小鼠抗人 γ‑干扰素单克隆抗体的 8 孔反应板条架。

2. 器材　生物安全柜、水平离心机（温控 18～25℃）、5% CO_2 培养箱、ELISPOT 读板仪或放大镜。

3. 其他　显微镜、移液器及灭菌的加样吸头、15ml 离心管、采血管（含肝素抗凝剂）、血细胞计数板。

【实验步骤】

1. 样本采集

（1）严格遵循无菌操作，抽取 8ml 外周静脉血样本，并立即将其加入含有肝素抗凝剂的专用采血管中。

（2）采集后的样本应迅速进行 PBMCs 的分离，以确保细胞活性。室温下保存时间不得超过 4 小时，且严禁冷藏或冷冻。

2. PBMCs 的分离　采用密度梯度离心法分离 PBMCs，详细步骤参考第四章实验二十三（密度梯度分离细胞技术：外周血 PBMCs 的分离）。

3. PBMCs 的收集与计数　T – SPOT. TB 要求每个检测孔含有 25 万个细胞，每个样本检测需要 4 个孔，每个检测孔都必须加入足够量的细胞。配制 PBMCs 标准溶液 500μl（每 100μl 含有 25 万个细胞）。

（1）根据 T – SPOT. TB 试验要求，确保每个检测孔内含有 25 万个细胞，每个样本的检测需使用 4 个孔，每个孔必须加入足够数量的细胞。

（2）配制 PBMCs 标准溶液，总量为 500μl（细胞浓度为每 100μl 含有 25 万个细胞）。

4. 细胞培养和检测

（1）试剂准备　取出试剂盒平衡至室温，根据每个测定样本的需求，取出微孔培养板 4 孔，并标记好空白对照孔、测试孔 A 和测试孔 B、阳性质控对照孔。

（2）抗原与细胞添加　加入 50μl 细胞培养液至空白对照孔内；加入 50μl 抗原 A 溶液至测试孔 A 内；加入 50μl 抗原 B 溶液至测试孔 B 内；加入 50μl 阳性质控至阳性质控对照孔内；每个孔加入 100μl PBMCs 标准溶液。

（3）孵育　将培养板放入 37℃、含有 5% CO_2 的湿润培养箱中，孵育 16 ~ 20 小时。

（4）洗涤　从培养箱中取出培养板，弃去细胞培养液；每个反应孔加入 200μl PBS 缓冲液，并至少重复洗涤 3 次。

（5）标记抗体孵育　每个反应孔加入 50μl 标记抗体工作液，2 ~ 8℃下孵育 1 小时。

（6）再次洗涤　弃去标记抗体工作液，每个反应孔加入 200μl PBS 缓冲液，再次至少重复洗涤 3 遍。

（7）显色　向每个反应孔加入 50μl 底物显色溶液，室温孵育 7 分钟。使用蒸馏水或去离子水彻底洗涤培养板，以终止反应。在通风处或 37℃恒温箱中干燥培养板。

（8）计数　使用 ELISPOT 读板仪或放大镜，仔细记录每个反应孔内深蓝色且清晰的斑点数量。

【实验结果】

1. 阳性质控对照孔　确保阳性质控对照孔正常反应，以验证实验的准确性和可靠性。

2. 空白对照孔　首先观察空白对照孔的斑点数，正常情况下应为 0 ~ 10 个。

3. 检测结果　参照以下标准。

（1）空白对照孔斑点数为 0 ~ 5 个时，（抗原 A 或抗原 B 孔的斑点数）-（空白对照孔斑点数）≥6，则判定为阳性，检测结果为"有反应性"。

（2）空白对照孔斑点数为 6 ~ 10 个时，（抗原 A 或抗原 B 孔的斑点数）≥2 倍（空白对照孔斑点数）则判定为阳性，检测结果为"有反应性"。

（3）如果不符合上述标准且阳性质控对照孔正常，检测结果为"无反应性"。

【注意事项】

1. 注意无菌操作，避免试剂、检测孔间、细胞悬液和细胞培养液的污染。
2. 注意不同试剂、操作条件对实验结果的影响，保持实验条件的一致性。
3. 室温保存和运输血液样本（18~25℃），不能冷冻或冷藏，从采集到检测不超过 4 小时。
4. 遵守生物安全规范，处理人源性样本时采取防护措施。

【思考题】

1. 除了结核病的检测外，ELISPOT 技术还能应用于哪些疾病或免疫反应的研究？
2. 在实际临床诊断中，如何综合运用多种检测手段提高结核病诊断的准确性？

答案解析

（陈祥雨）

微课/视频 4

 实验十二　酶免疫组织化学技术

酶免疫组织化学技术是应用酶标记抗体（抗原）检测细胞或组织标本中的抗原（抗体），催化底物发生显色反应，用显微镜观察标本中抗原（抗体）反应和定位，通过图像分析技术达到半定量或定量的目的。酶免疫组织化学技术包括酶标记抗体免疫组织化学技术和非标记抗体酶免疫组织化学技术两种类型。人类表皮生长因子受体 2（human epidermal growth factor receptor 2，HER2；又称 c - erbB - 2，HER2/neu）是目前国际公认的肿瘤标志物之一，在乳腺癌、卵巢癌和前列腺癌等肿瘤中过表达。本实验以乳腺癌组织中 HER2 抗原检测为例，详细阐述酶标记抗体免疫组织化学技术直接法的操作流程。

【实验目的】

掌握酶免疫组织化学技术的原理和操作，理解其实验结果的判读方法，了解该技术的注意事项。

【实验原理】

生物素标记的 HER2 抗体与组织标本中的抗原发生反应，加入可溶性亲合素 - 生物素 - 过氧化物酶复合物（ABC），ABC 与反应体系中的生物素化 HER2 抗体相遇后，未饱和的亲合素结合部位即与抗体上的生物素结合，形成抗原 - 抗体 - ABC 复合物，再加入显色剂显色。显微镜下观察标本中抗原抗体反应发生的部位以及所产生的颜色变化，确定待测抗原是否存在并估算含量。

【实验仪器和材料】

1. 试剂　生物素化 HER2 抗体、ABC 复合物、二氨基联苯胺溶液（DAB），PBS 缓冲液，无水乙醇、95% 乙醇和 70% 乙醇，二甲苯，3% H_2O_2，抗原修复液：0.01mol/L 枸橼酸缓冲液（pH 6.0），10% 牛血清白蛋白，Harris 苏木素，1% 盐酸酒精，1% 氨水，0.1mol/L 磷酸盐缓冲甘油封固剂。

2. 器材　显微镜、电磁炉、高压锅、微量加样器、试管、载玻片、染色缸、玻片架等。

3. 其他　抗原片：取组织标本做成 4μm 厚石蜡切片；阴性对照和阳性对照组织切片。

【实验步骤】

1. 石蜡切片脱蜡和水化 将组织切片放入染色缸中，在二甲苯Ⅰ、Ⅱ和Ⅲ各浸泡15分钟进行脱蜡；在无水乙醇、95%乙醇和70%乙醇中各浸泡5分钟进行水化；最后用蒸馏水浸洗。

2. 抗原修复 高压锅内放入0.01mol/L枸橼酸缓冲液作为抗原修复液，电磁炉上加热至液体沸腾，将玻片置于玻片架上，充分浸入修复液中，继续加热至高压锅喷气，2~2.5分钟后，立刻将玻片从高压锅中拿出，冷水冲洗，自然冷却至室温，使用PBS溶液洗涤3次，每次3分钟。

3. 内源性过氧化物酶的灭活 在切片上的组织区域滴加3%的H_2O_2，湿盒内室温孵育10分钟；使用PBS溶液洗涤3次，每次3分钟，甩干或用纸巾吸去多余液体，操作时避免触及组织。

4. 封闭 在切片组织区滴加10%牛血清白蛋白，湿盒内室温封闭15分钟，使用吸水纸吸去封闭液，无须额外洗涤。

5. 抗体孵育 加入合适浓度的生物素化HER2抗体，湿盒内37℃孵育1~2小时或4℃过夜；使用PBS溶液洗涤3次，每次3分钟。

6. ABC复合物孵育 滴加ABC复合物37℃孵育30分钟；使用PBS溶液洗涤3次，每次3分钟。

7. 显色 DAB试剂盒显色，显微镜下监测显色情况，待阳性切片显色充分后，立即用蒸馏水冲洗终止反应，一般室温下显色2~5分钟。

8. 复染 Harris苏木素复染1分钟，蒸馏水冲洗，1%盐酸乙醇分化数秒后再次冲洗，1%氨水返蓝30秒后水洗。

9. 脱水、透明、封片 与水化过程相反，从70%~100%乙醇逐级脱水，使用二甲苯充分透明后，最后使用缓冲甘油封固剂封片并镜检。

【实验结果】

1. 结果判定分为四个等级：0、+、++和+++，具体如下。

0：无染色或≤10%的浸润癌细胞呈现不完整的、微弱的细胞膜染色。

+：>10%的浸润癌细胞呈现不完整的、微弱的细胞膜染色。

++：>10%的浸润癌细胞呈现弱-中等强度的、完整细胞膜染色或≤10%的浸润癌细胞呈现强而完整的细胞膜染色。

+++：>10%的浸润癌细胞呈现强而完整的细胞膜染色。

2. 当出现下列情况时HER2状态为无法判读，包括标本处理不当、严重的组织挤压或边缘效应、检测失败等。在报告中应注明HER2状态无法判读的可能原因，并建议重新获取样本进行HER2检测。

【注意事项】

1. 所有滴加的液体必须确保完全覆盖切片上的组织。

2. 反应过程应置于湿盒内，以避免干燥影响实验结果。

3. 在判读结果时，应避开组织边缘及因组织处理不当（如明显挤压）的癌组织区域。

4. 抗原切片的厚度应适中，过厚或过薄可能导致染色结果异常。

5. 若出现细胞质或细胞核着色，提示免疫组化染色效果不理想或组织处理不佳，建议优化染色条件或更换组织。

【思考题】

1. 如何有效减少非特异性背景染色？
2. 酶免疫组织化学技术的操作中抗原修复的作用是什么？

答案解析

（陈娟娟）

微课/视频 5

实验十三　酶促化学发光免疫分析

酶促化学发光免疫分析（chemiluminescence enzyme immunoassay，CLEIA）是将高灵敏度的酶催化化学发光技术与高特异性的免疫反应结合在一起，用于检测微量抗原或抗体的一种标记免疫分析技术。

依赖于酶催化化学发光技术，酶促化学发光免疫分析法相较于其他免疫分析方法，具有多种优势。首先，酶催化反应具有放大效应，使其灵敏度更高。其次，发光信号稳定，持续时间长，有利于信号的准确测量。另外，无放射性，安全性和环境友好程度高于放射免疫分析法。除此之外，酶促化学发光免疫分析法还具有自动化程度高，检验速度快，特异性好等优点。

本实验以体外定性检测人血清标本中的人类免疫缺陷病毒（HIV）p24 抗原和人类免疫缺陷病毒 1 型和 2 型抗体为例介绍酶促化学发光免疫分析法。酶促化学发光免疫分析还应用于多种生物标志物的检测，包括肿瘤、甲状腺功能、性激素、心血管疾病等标志物的检测。

【实验目的】

掌握体外定性检测人血清 HIV 抗原抗体实验的酶促化学发光免疫分析检测原理以及结果判断。

【实验原理】

人类免疫缺陷病毒（HIV）抗原抗体检测试剂盒通常采用化学发光免疫分析夹心法模式，其实验原理如下（图 13 – 1）。

待测标本、标本处理液（如果有）与包被着小鼠抗 HIV p24 单克隆抗体，HIV – 1／– 2 特异性抗原的超顺磁性微粒添加到反应杯中混合，经过孵育，标本中的 HIV p24 抗原和 HIV 抗体与磁珠上的 HIV p24 单克隆抗体、HIV – 1／– 2 特异性抗原结合。随后，将测试稀释液（如果有）和 HIV p24 单克隆抗体 – 碱性磷酸酶标记物、HIV – 1／– 2 特异性抗原 – 碱性磷酸酶标记物添加到反应杯中混合，碱性磷酸酶标记的 HIV p24 单克隆抗体、碱性磷酸酶标记的 HIV – 1／– 2 特异性抗原分别与磁珠上被捕获的 HIV p24 抗原、HIV 抗体结合形成夹心复合物。当孵育完成后，该两种复合物随着磁珠被磁场滞留在反应杯内，而其他未结合的物质被冲洗除去。

将化学发光底物添加到反应杯内，发光底物［3 –（2 – 螺旋金刚烷）– 4 – 甲氧基 – 4 –（3 – 磷氧酰）– 苯基 – 1，2 – 二氧环乙烷，AMPPD］被碱性磷酸酶所分解，并伴随光子释放，通过光电倍增管对反应所产生的光子数进行测量。所产生的光子数与标本中 HIV p24 或（和）HIV 抗体的含量成正比。根据标准曲线计算出待测标本中 HIV p24 和（或）HIV 抗体的含量。

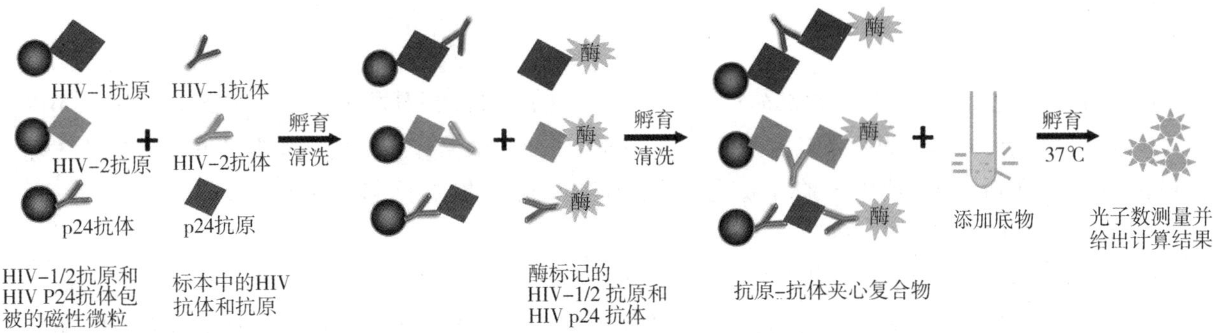

图 13-1 酶促化学发光免疫分析原理示意图（以 HIV 抗原抗体检测为例）

【实验仪器和材料】

1. 试剂 化学发光免疫分析仪配套的人类免疫缺陷病毒（HIV）抗原抗体检测试剂盒。所含成分如下。

（1）磁珠包被物 包被着 HIV-1/-2 特异性抗原、HIV p24 抗体（小鼠单抗，IgG）的超顺磁性微粒悬浮于 4-羟乙基哌嗪乙磺酸（HEPES）缓冲液中，含防腐剂。

（2）酶标记物 HIV-1/-2 特异性抗原-碱性磷酸酶标记物和 HIV p24 抗体（小鼠单抗，IgG）-碱性磷酸酶标记物稀释于三羟甲基氨基甲烷（Tris）缓冲液中，含防腐剂。

（3）HIV 标本处理液 储存于 4-羟乙基哌嗪乙磺酸（HEPES）缓冲液中，含防腐剂。

（4）测试稀释液 储存于 2-（N-吗啡啉）乙磺酸（MES）缓冲液中，含防腐剂。

2. 器材 化学发光免疫分析仪。

3. 其他 ①HIV 校准品；②HIV 质控品；③化学发光底物液；④化学发光清洗液；⑤反应杯等一次性材料。

【实验步骤】

1. 仪器开机 化学发光免疫分析仪 24 小时待机，无须开关电源操作。确保仪器状态正常，完成相应维护和保养操作。

2. 试剂盒装载 试剂盒首次装载上机，应确保超顺磁性微粒已完全悬浮。放入试剂仓中。确保仪器显示已装载的试剂盒。

3. 试剂校准 校准品的定标信息扫描进入化学发光免疫分析仪，测试 HIV 校准品。待校准成功后进行质控测试。

4. 质控测试 质控品的信息扫描进入化学发光免疫分析仪，测试 HIV 质控品。确保质控品测值在接受范围内，再进行标本测试。若质控品测值偏离靶值范围，则需排查异常原因。

5. 标本申请 进入标本申请界面，根据测试需要输入标本信息和测试项目。

6. 标本测试 准备待测标本并正确放置后，点击启动按钮开始测试。化学发光免疫分析仪自动吸取标本和试剂组分，加入反应杯，进行免疫反应，并最终催化底物发光。仪器自动计算标本的 COI 值，返回测试结果。

7. 结果复核 结果为有反应性或结果异常的标本需要进行结果的确认。

8. 报告结果 以标准模式报告，必要时给予解读并对临床提供建议。

【实验结果】

1. 化学发光免疫分析仪根据校准品定标信息和测定的校准品相对发光值（relative light unit，RLU）结果，计算临界值（Cut-off）及其发光值，建立标准曲线。根据标准曲线自动给出每个标本的检测结果 COI（Cut-off Index）。COI = 标本发光值与临界值发光值的比值。报告单位：COI。

2. 正常值范围：COI < 1.00。

3. 待测标本的检测结果 COI 值与参考值（参考值为 COI = 1.00）进行比较，如果小于 1.00，表示标本中的 HIV 抗原和抗体均为无反应性；如果大于或等于 1.00，表示标本中的 HIV 抗原或抗体为有反应性，或者两者皆为有反应性。检测结果仅供临床参考，不能单独作为诊断或排除病例的依据。以诊断为目的时，需将试剂盒的检验结果和患者的临床表现、病史和其他临床指标测试结果相结合进行判断。

【注意事项】

1. 按照说明书要求进行标本处理及测试。

2. 标本应当新鲜，严重溶血、脂血、热灭活或受到污染的标本会影响测试结果。标本中若含有纤维蛋白或其他颗粒物质，或标本经过冻融，测试前必须进行离心处理。离心后的标本如覆盖着脂质层，需转移清澈、无脂质的部分至新的标本管中。

3. 试剂盒和校准品需要在有效期内使用。所有测试前均需要有效的校准。

4. 为确保测试结果的可靠性，至少每天测试质控品；此外，每执行完一次校准品测试、更换试剂批次、执行维护和故障处理操作后，建议进行质控品测试。质控品测试值应该在规定的范围内。

【思考题】

1. 简述酶促化学发光免疫分析法检测人血清中 HIV 抗原抗体的原理。
2. 简述人血清 HIV 抗原抗体检测试验的结果判断。

答案解析

（李　可）

微课/视频 6

实验十四　直接化学发光免疫分析

直接化学发光免疫分析（chemiluminescence immunoassay，CLIA）是用吖啶酯等非酶类化学物质直接标记抗体（或抗原）的一种标记免疫分析技术。CLIA 无须添加额外的催化剂，具有化学反应简单、快速，成本低，标记效率高，灵敏度高，本底低，结果稳定、误差小等优点，能够检出放射性免疫分析和酶联免疫分析等方法无法检出的物质，对疾病的早期诊断具有十分重要的意义。该技术最常用的固相载体是磁微粒，根据检测对象的不同，常用的方法有双抗体夹心法、双抗原夹心法和竞争法等。促甲状腺激素（thyroid stimulating hormone，TSH）是下丘脑-垂体-甲状腺轴的中枢调节因子，对甲状腺的功能起重要调控作用，是甲状腺功能检测的首选项目，是提示甲减或甲亢最敏感的指标。本实验以定量检测血清 TSH 为例介绍直接化学发光免疫分析。

【实验目的】

掌握直接化学发光免疫分析的基本原理，熟悉直接化学发光免疫分析的检测流程，了解直接化学发光免疫分析测定血清 TSH 的注意事项。

【实验原理】

直接化学发光免疫分析检测血清 TSH 采用双抗体夹心法，原理如图 14－1 所示。鼠抗人 TSH 单克隆抗体 1 包被的磁微粒、待检样本和吖啶酯标记的鼠抗人 TSH 单克隆抗体 2 混匀后孵育，形成"磁微粒包被的鼠抗人 TSH 抗体 1－TSH 抗原－吖啶酯标记的鼠抗人 TSH 抗体 2"复合物，洗涤去除游离的吖啶酯标记物及其他物质；再加入预激发液（H_2O_2）和激发液（NaOH 溶液），吖啶酯在碱性环境中被氧化并分解发光，光强度与样本中 TSH 的浓度成正比例关系。仪器测量相对发光值（relative light unit，RLU），根据校准曲线即可求得样本中 TSH 的浓度。

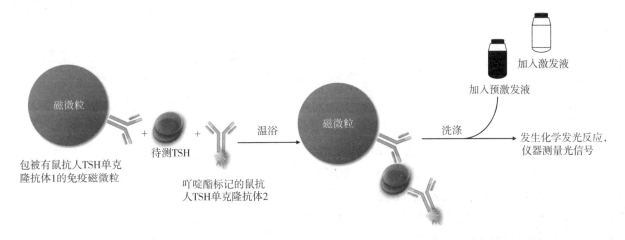

图 14－1 直接化学发光法测定人血清中促甲状腺激素

【实验仪器和材料】

1. 试剂 促甲状腺激素测定试剂盒：试剂 1（R1）：鼠抗人 TSH 单克隆抗体 1 包被的磁微粒；试剂 2（R2）：吖啶酯标记的鼠抗人 TSH 单克隆抗体 2；校准品（Cal 1、2）：重组 TSH 抗原。

2. 器材 全自动化学发光免疫分析仪。

3. 其他 样本稀释液、清洗缓冲液、预激发液、激发液、质控品、反应杯等。

【实验步骤】

1. 检查测试所需配套材料是否充足，包括样本稀释液、清洗缓冲液、预激发液、激发液、反应杯等。

2. 仪器开机，按全自动化学发光免疫分析仪标准操作规程执行开机维护→试剂上机、扫描→参数下载→试剂校准→质控测试步骤。

3. 样本检测。

（1）样本加载上机。

（2）加样、孵育：样本（含有待测抗原）进入仪器后，仪器自动依次吸取待测样本、包被有抗体 1

的磁微粒和吖啶酯标记的抗体 2 加入反应杯中，37℃孵育反应 20 分钟，抗原抗体特异性结合形成免疫复合物。

（3）洗涤：孵育完成后的反应混合物进入清洗站，仪器自动添加清洗缓冲液，通过磁分离，去除未结合的物质。

（4）反应：加入预激发液过氧化物溶液，建立一个酸性环境，防止能量的过早释放和磁珠的凝集，且将吖啶酯标记物从反应复合物中脱落下来，然后再加入激发液氢氧化钠溶液，吖啶酯在过氧化物和碱性溶液中快速发生氧化反应，引起化学发光的发生，仪器检测器收集 430nm 波长左右的发光信号，得到相对发光值，自动计算生成检测结果。

4. 回收剩余样本，执行仪器关机维护。

【实验结果】

1. 全自动化学发光免疫分析仪自动计算结果，将 RLU 值转换为 TSH 的浓度。报告单位：μIU/ml。
2. 检测结果仅供临床参考，不能单独作为确诊或排除病例的依据，为达到诊断目的，检测结果要与临床检查、病史和其他检查结果结合使用。
3. 样本检测前需进行质控测试，监测实验室检测系统（包括仪器、试剂、工作人员等环境因素）的稳定状态，及时发现检测系统的失控状况及失控原因，采取措施予以纠正，确保检测结果的准确。

【注意事项】

1. 所用试剂耗材必须清洁，避免污染。
2. 每天测定样本前需测试质控品，测试结果须符合规定范围；当启用新批号的试剂盒时、质控品测试结果超出规定范围时，需要进行校准。
3. 微生物污染、纤维蛋白、细胞或其他颗粒、严重脂血、严重溶血样本不能用于本品检测。样本如有混浊或有可见絮状物，需将样本离心后，吸取上清进行测定。
4. 按样本采集管生产商的标准操作采集血清（或 EDTA、肝素抗凝血浆），若 24 小时内不能及时检测，血清（或血浆）须与血细胞分离后低温保存，请勿反复冻融。

【思考题】

1. 概述直接化学发光免疫分析的优势。
2. 简述磁微粒直接化学发光法的实验原理。

答案解析

（徐　雨）

 实验十五　电化学发光免疫分析

微课/视频 7

电化学发光免疫分析是一种在电极表面由电化学引发的特异性化学发光反应，是电化学和化学发光两个过程的完美结合。电化学发光免疫测定是电化学发光和免疫测定相结合的高敏感标记免疫测定技术。

【实验目的】

电化学发光免疫分析（electro-chemiluminescence immunoassay，ECLI）是一种利用化学反应产生的光辐射的检测技术，通过使用三联吡啶钌作为示踪物质标记抗原或抗体，以纳米微球作为固相载体进行分离，将三丙胺作为电子供体，经电场作用诱导结合标记物发光，从而测定发光强度以定量分析超微量物质。基本原理是免疫反应复合物中的三丙胺和三联吡啶钌在电极周围失去电子，形成三价自由基，激发态的三联吡啶钌退激时发射波长620nm的光子，并在电极表面反复产生更多光子，使被检测物的信号得以加强。本实验以体外定量测定人血清或血浆中的糖类抗原125（CA125）为例介绍该技术。

【实验原理】

采用双抗体夹心法原理：将12μl样本、生物素化的CA125单克隆特异性抗体和钌（Ru）[a]标记的CA125特异性单克隆抗体一起孵育，形成抗原-抗体夹心复合物。然后加入包被链霉亲合素的磁珠微粒后，该复合物通过生物素与链霉亲合素的相互作用与固相结合。再将反应混合液吸入测量池中，通过磁性作用将磁珠微粒吸附在电极表面。给电极加以一定的电压，使复合物化学发光，并通过光电倍增器测量发光强度。最后通过定标曲线得到检测结果。

【实验仪器和材料】

1. 试剂　配套CA125测定试剂盒：①M包被链霉亲合素的磁珠微粒（1瓶），含包被链霉亲合素的磁珠微粒，0.72mg/ml；防腐剂。②R1生物素化的抗CA125抗体（1瓶），含生物素化的抗CA125单克隆抗体（M11；小鼠），浓度1mg/L；pH 7.4、浓度100mmol/L的磷酸盐缓冲液；防腐剂。③R2钌复合物标记的抗糖类抗原125抗体（1瓶）18.8ml，含钌复合物标记的抗CA125单克隆抗体（OC125；小鼠）浓度1mg/L；pH 7.4、浓度100mmol/L的磷酸盐缓冲液；防腐剂。CA125校准品；CA125质控品；三丙胺缓冲液ProCell Ⅱ M；缓冲液CleanCell M；清洗液PreClean Ⅱ M。

2. 器材　分析洗头/分析杯托盘和废物盒；清洁杯和预清洗清洁杯。

【实验步骤】

1. 接通仪器左前方绿色操作电源开关，后打开控制电脑。仪器开始初始化，输入用户名及密码，登录仪器操作界面。

2. 检查通讯连接，确保仪器与LIS系统的连接正常，点击开始，查看主机通信是否处于连接的状态。根据医院需求，添加试剂。

3. 如使用LIS双向通讯：对于有条码信息的标本，无须编辑，只要将标本放入进样区，点击Start即可。如果不使用双向系统，在标本栏选常规，在类型栏选择标本类型，在序列号处输入标本号（如需稀释，在稀释栏选择稀释倍数），选择项目后保存，启动开始，在相应的标本类型里输入该标本号，点击Start开始检测。

4. 系统会自动计算检测结果。

5. 数据自动或手工传入中文LIS系统。

6. 检验结果审核。

7. 发出报告。

8. 复检程序：按复检要求，复检一般当天执行，复查样品的编号用一个新的编号代替，结果与前次一致则报告结果，与前次差异较大，与临床情况不符合需再次复测。复查后结果在 LIS 中保存。

【实验结果】

1. 仪器通过光电倍增管测量标本的光强度，并计算出被分析物的相应浓度。
2. 报告单位：U/ml。

【注意事项】

1. 标本应新鲜，严重脂血、溶血或污染均会影响检测结果。
2. 试剂盒应在有效期内使用，定期校准或试剂盒批号更换时校准。
3. 每天进行室内质控以保证检测结果的准确性。

【思考题】

1. 电化学发光免疫分析的基本原理是什么？
2. 电化学发光免疫分析的临床应用有哪些？

答案解析

（曹盛吉）

微课/视频 8

实验十六　光激化学发光免疫分析

光激化学发光分析（light initiated chemiluminescent assay，LICA）是一种以表面包被有亲水涂层的发光微球（FG）和感光微球（GG）为载体，抗原抗体间的相互作用为原理，级联放大的化学发光反应为基础，时间分辨荧光为检测信号的免疫学检测技术。LICA 从属均相免疫分析，其性能优势在于：全程无须分离洗涤未结合标记物，简单快速，降低洗涤误差，提升精密度及检出能力；微球体积小（直径约为 200nm），悬浮状态，利于基质中均匀扩散，无须检测程序配备混匀机构；微球表面积更大，可包被抗原或抗体数量更多，利于线性范围的提升，更优抗 HOOK 效应能力；三级信号放大系统，FG 球面发光，光信号强且集中，利于提高检出能力。本实验以体外定量测定人血清或血浆中的游离三碘甲状腺原氨酸（fT_3）为例介绍光激化学发光免疫分析。

【实验目的】

通过本实验可以掌握光激化学发光竞争法分析原理，熟悉光激化学发光自动化分析过程，了解光激化学发光性能优势及对应方法学成因。

【实验原理】

光激化学发光免疫分析检测血清或血浆 fT_3 采用竞争法，首先将待检样品样本、包被二碘甲状腺原氨酸（T_2）抗原的发光微球以及生物素标记的抗三碘甲状腺原氨酸（T_3）抗体。混合在一起，进行反应。若待检标本中的 fT_3 浓度较高，则与发光微球上的 T_2 抗原竞争结合生物素标记的抗 T_3 抗体，形成较多的"fT_3－抗 T_3 抗体－生物素"复合物，和较少的"发光微球－T_2－抗 T_3 抗体－生物素"复合物。再加入链霉亲合素标记的感光微球，进一步反应形成较多的"fT_3 – 抗 T_3 抗体 – 生物素 – 链霉亲合素 – 感光微球"复合物，和较少的"发光微球 – T_2 – 抗 T_3 抗体 – 生物素 – 亲合素 – 感光微球"复合物（图 16 – 1）。在激光的激发下，感光微球被激发并释放出单线态氧，但只有少量的"发光微球 – T_2 – 抗 T3 抗体 – 生物素 – 亲合素 – 感光微球"复合物上的感光微球发出的单线态氧才能传递给该复合物上的发光微球，发光微球上的二甲基噻吩衍生物被激发，产生紫外光，进一步激发该发光微球上的荧光物质铕（Eu），最终产生较弱的荧光信号。若样品中的 fT_3 浓度较低，则产生较强的荧光信号。单光子计数器接收、记录单位时间内所产生的光子能，以相对发光单位（RLUs）表示。待检标本中的 fT_3 含量与光学系统检测到的 RLUs 成反比，根据校准曲线即可计算出样本中 fT_3 的浓度。

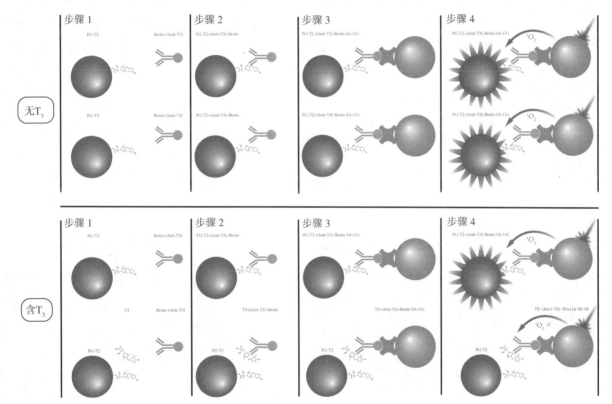

图 16 – 1 光激化学发光免疫分析血清或血浆 fT_3 反应原理示意图

【实验仪器和材料】

1. 试剂

（1）fT_3 测定试剂盒

1）试剂组分 A 包被 T_2 抗原的发光微球，储存于含有 BSA 的 4 – 羟乙基哌嗪乙磺酸（HEPES）缓冲液中。

2）试剂组分 B 生物素标记的抗 T_3 抗体，储存于含有 BSA 的 HEPES 缓冲液中。

（2）其他试剂及用品 fT_3 校准品、fT_3 质控品、光激化学发光分析系统通用液（主要成分为链霉亲合素包被的感光微球）、反应杯等。

2. 器材 光激化学发光免疫分析仪。

【实验步骤】

1. 开机 打开电源，按系统提示完成开机维护和自检过程。

2. 样本检测步骤 参数设置→试剂装载→试剂校准→质控测试→编辑标本位置及检测项目→加载样本→标本测定→结果复核→报告结果。详细操作步骤参见光激化学发光免疫分析系统标准操作规程（图 16 - 2）。

【实验结果】

1. 仪器通过检测每个样本的光强度，根据校准曲线自动给出每个标本检测结果。报告单位：pmol/L。

2. 结果解读：检测结果小于参考范围下限，样本 fT_3 含量偏低，提示有甲状腺功能降低风险，需结合临床及其他甲状腺功能检测项目综合评估；检测结果大于参考范围上限，样本 fT_3 含量偏高，提示有甲状腺功能亢进风险，需结合临床及其他甲状腺功能检测项目综合评估；检测结果落于正常范围内，可判定为检测结果未见异常。

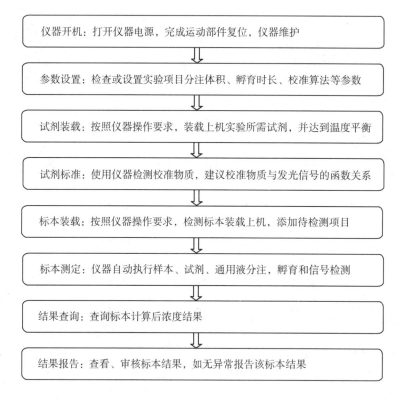

图 16 - 2 光激化学发光免疫分析系统详细操作流程

【注意事项】

1. 标本应新鲜，严重脂血、溶血或污染均会影响检测结果。

2. 试剂盒应在有效期内使用，定期校准或试剂盒批号更换时校准。

3. 每天进行室内质控以保证检测结果的准确性。

4. 检验方法的局限性

（1）血清或血浆 fT_3 水平的高低不可作为确定甲状腺疾病存在与否的直接依据，fT_3 检测结果应该与临床评价信息以及其他诊断信息结合使用。

（2）接受鼠单克隆抗体制剂进行诊断或治疗的患者，其样品中可能会含有人抗鼠抗体（HAMA），会导致检测结果出现偏差，对这些患者的检测结果进行解释时请慎重。

（3）人血清中的嗜异性抗体可以与试剂中的免疫球蛋白发生反应，使检测结果可能出现异常。

（4）通过其他方法得到的样品中的 fT_3 浓度值与本品测定结果不具有直接的可比性。

【思考题】

1. 简述光激化学免疫分析系统检测 fT3 的原理。
2. 简述光激化学发光性能优势及对应方法学成因。

答案解析

（林曦阳）

微课/视频 9

实验十七　胶体金免疫层析试验

胶体金免疫层析试验（dot immunogold chromatographic assay，DICA）又称斑点金免疫层析试验，是以硝酸纤维素膜为载体，将胶体金标记技术和蛋白质层析技术结合起来的快速固相膜免疫分析技术，是免疫相关 POCT 技术中的一种。方法类型有夹心法、抑制法（竞争法）和间接法。本实验以尿 hCG 的检测为例介绍胶体金免疫层析试验双抗体夹心法。

【实验目的】

掌握胶体金免疫层析试验检测 hCG 的原理，熟悉胶体金免疫层析试验检测 hCG 的方法及结果判断，了解胶体金免疫层析试验检测 hCG 的注意事项及临床意义。

【实验原理】

如图 17－1 所示，G 区为胶体金标记抗 hCG 抗体，T 区（测试区）包被抗 hCG 抗体，C 区（质控区）包被抗金标抗 hCG 抗体、A、B 处为吸水材料。测试时在 A 区滴加尿液（或将 A 区浸入尿液），通过层析作用，A 端吸水材料即吸取液体向 B 端移动，流经 G 处时将胶体金标记的抗 hCG 复溶，若尿液中含有 hCG（阳性标本），则形成胶体金抗 hCG－hCG 复合物，继续移行至 T 区时，与包被的抗 hCG 结合形成胶体金抗 hCG－hCG－固相抗 hCG 的双抗体夹心复合物，胶体金抗 hCG 被固定下来，在 T 区显红色反应线条，为阳性反应；多余的胶体金抗

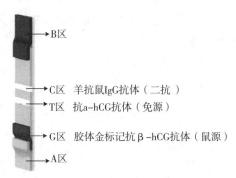

图 17－1　hCG 试纸

hCG 抗体继续移行至 C 区时，被抗金标抗 hCG（二抗）抗体捕获，显红色质控线。反之，阴性标本则无反应线条，仅显示质控线条。

【实验仪器和材料】

商品化早早孕胶体金诊断试纸条、待测尿液标本（正常尿液标本和孕妇尿液），84 消毒液等。

【实验步骤】

1. 取出试纸条平衡至室温。

2. 撕开试纸条袋，取出试纸条，将试纸按箭头方向插入尿液样本中 2～5 秒（注意：试纸条插入液面深度不可超过 MAX 标志线），放于水平桌面上。

3. 5 分钟内观察结果，10 分钟后判定无效。

【实验结果】

1. 阳性（＋） 在测试区（T）和质控区（C）各出现一条红色反应线。提示尿液中检出 hCG。

2. 阴性（－） 仅在质控区（C）出现一条红色反应线，测试区（T）不出现反应线。提示尿液中检测不出 hCG。

3. 无效 测试纸无红色反应线出现，或仅在测试区（T）出现一条红色反应线，表明实验失败或检测试纸条失效。

【注意事项】

1. 待测标本要新鲜，晨尿最好。

2. 测试纸从冰箱取出后，充分平衡室温再打开包装使用，注意勿将试纸条久置于空气中，以免受潮影响结果可靠性。

3. 将测试纸插入待测标本中，标本的液面不能超过试纸条的 MAX 标记线。

4. 当 hCG 浓度很高时，检测线颜色可能变浅，属于正常现象。

5. 若发现试纸条检测结果无效，应仔细检查实验操作是否规范，并用新试纸条重新检测，如果仍出现相同结果，应立即停止使用该批号产品，换用新批号试纸条重新检测。

6. 若检测结果可疑，应选用阳性样本做对照实验，必要时选用其他方法证实。

7. 妊娠初期尿液中的 hCG 浓度很低，测定结果可能为阴性，可在 48～72 小时后重新收集晨尿再次检测。

8. 子宫肌瘤、葡萄胎或更年期尿液中 hCG 含量较高，可能会出现阳性结果。

9. 尿液及使用过的产品应视为传染品，避免与皮肤接触。

10. 乙醇可能干扰实验结果，建议饮酒后不宜使用。

答案解析

【思考题】

1. 请解释当 hCG 浓度很高时，检测线颜色偏浅的原因。

2. 若临床上需要开展乙肝病毒 HBsAg 金标检测，请设计检测乙肝病毒 HBsAg 的胶体金免疫层析实验。

（李秀平）

实验十八 侧向流免疫微流控分析

微课/视频 10

侧向流免疫微流控技术将侧向流技术（一种快速检测试纸条技术）与微流控技术（一种精确控制微尺度流体的技术）相结合，实现免疫检测的高效、快速和便携化。该技术通过在微流控芯片上集成侧向流检测原理，将样品制备、反应、分离、检测等基本操作单元集成到一块微米尺度的芯片上，自动完成生物、化学、医学分析等全过程。本实验以四种呼吸道病毒（流感病毒 A、流感病毒 B、呼吸道合胞病毒、腺病毒）抗原的联合检测为例介绍侧向流免疫微流控技术。

【实验目的】

本实验旨在通过侧向流免疫微流控分析技术，实现对四种常见呼吸道病毒（流感病毒 A、流感病毒 B、呼吸道合胞病毒、腺病毒）的抗原进行快速、准确的联合检测，以辅助临床快速诊断呼吸道病毒感染，为疾病的预防和治疗提供科学依据。

【实验原理】

侧向流免疫微流控芯片设计四条检测带，分别固定针对流感病毒 A、流感病毒 B、呼吸道合胞病毒、腺病毒抗原的特异性抗体。当含有病毒抗原的样本流经芯片时，抗原与抗体特异性结合形成复合物，这些复合物在侧向层析作用下被捕获，并聚集在包被了胶体金标抗体的检测区域，形成可见的信号标记。通过检测这些标记，可以快速判断样本中是否存在相应的病毒抗原，从而实现四种呼吸道病毒抗原的联合检测。

【实验仪器和材料】

1. **样本** 鼻咽拭子或痰液样本。
2. **试剂** 呼吸道病毒抗原试剂盒（含样本缓冲液、底物、洗涤液等），PBS 缓冲液，生理盐水。
3. **器材** 微流控芯片，侧向流免疫分析仪，离心机、移液管、试管、离心管。

【实验步骤】

1. **样本采集** 采集疑似呼吸道病毒感染患者的鼻咽拭子或痰液样本。
2. **样本处理** 将样本加入样本稀释液中，混匀后 3000r/min 转速下离心 10 分钟，弃上清，加入 PBS 缓冲液，重复洗涤和离心直至黏液层被完全去除。在沉淀中加入适量的 PBS 缓冲液，用移液器反复吹吸来重悬细胞沉淀，形成一个略混浊的悬液。
3. **微流控芯片装载** 使用微量移液器将样本和试剂分别导入微流控芯片的进样口，通过压力控制和微阀使样本和试剂进入特定的微通道和反应室，并控制液体的流速、流向和停留时间等参数，以优化实验结果。
4. **侧向流免疫分析** 将微流控芯片放入侧向流免疫分析仪中，启动程序进行分析。
5. **结果记录** 读取并记录分析仪上的检测结果。

【实验结果】

根据侧向流免疫分析仪的检测结果，判断样本中是否还有四种呼吸道病毒的抗原。检测线颜色深浅与抗原浓度成正比，颜色越深，表示抗原浓度越高。

【注意事项】

1. 严格按照试剂盒说明书和仪器操作指南进行操作。
2. 确保试剂在有效期内使用，避免使用过期试剂。
3. 样本采集和处理过程中，注意无菌操作，避免污染。
4. 样本稀释液和试剂应现配现用，避免长时间保存。
5. 侧向流免疫分析仪应定期维护和校准，确保检测结果的准确性。

【思考题】

1. 侧向流免疫微流控分析技术与其他呼吸道病毒检测方法相比有哪些优势？
2. 在实际应用中，如何避免样本污染对实验结果的影响？

答案解析

（沈　娟）

微课/视频 11

实验十九　循环增强荧光免疫分析

循环增强荧光免疫分析（cyclic enhanced fluorescent immunoassay，CEFIA）是近年来新兴的一种标记免疫检测技术。CEFIA 以石英探针作为检测载体，在其端部包被捕获抗体，通过探针浸入测试条上的各个微孔，完成与被测样本中目标抗原的结合从而进行后续实验操作。CEFIA 通过控制反应时间和调整循环次数，实现了对宽浓度范围项目的精准检测。目前，CEFIA 已研发的商品化试剂已涵盖激素（如 β－hCG、AMH、FSH、LH、E2、P、T、PRL 等）、感染类疾病标志物（如 PCT、IL－6、SAA、CRP 等）、心血管疾病标志物（cTnI、CK－MB、Myo、D－Dimer、NT－proBNP、BNP、MPO、HFABP 等）、胃功能项目（PGI、PGII、G－17 等）等方面。本实验以人绒毛膜促性腺激素（human chorionic gonadotropin，hCG）β 亚单位（β－hCG）检测为例介绍 CEFIA。

【实验目的】

掌握循环增强荧光免疫分析的原理，熟悉循环增强荧光免疫分析的操作和结果判断。

【实验原理】

CEFIA 以包被 β－hCG 捕获抗体的石英探针作为载体，以装有预干燥后的样本孔 1、生物素化鼠抗人 β－hCG 抗体（检测抗体孔 2）、链霉亲合素－Cy5 荧光素（Cy5－SA）孔 3 及洗涤液的测试条（图 19－1）作为反应主体。

检测过程中，循环增强荧光免疫分析仪自动吸取稀释液加入 1～3 孔中，并将探针运送至样本孔 1，使探针上包被的捕获抗体与待检样本中的 β－hCG 结合；完成清洗后，再将探针送至检测抗体孔 2，使探针上的捕获抗体－抗原复合物与信号抗体形成"双抗体夹心"复合物；再次完成清洗后，探针被运送至荧光信号孔 3，使 Cy5－SA 与复合物上的生物素结合。最后通过读数孔进行检测，分析仪通过 635nm 的光照射探针激发产生 670nm 的荧光，荧光信号强度与 β－hCG 浓度成正比。分析仪读取荧光

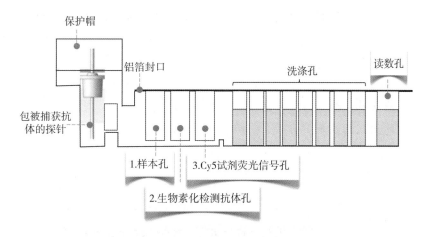

图 19 – 1　循环增强荧光免疫分析测试条示意图

信号，将其转换成数字信号，再通过试剂盒配套的标准曲线将数字信号转换为被测物的浓度。若荧光信号值较低，分析仪可通过探针与检测抗体、Cy5 – SA 及洗涤液的多次捕获、反应和清洗流程，对同一样本进行多次反应，不断增强荧光信号，这种循环标记反应可不断重复而进一步放大信号。

【实验仪器和材料】

1. **样本**　待检样本。
2. **试剂**　商品化人绒毛膜促性腺激素 β 亚单位检测试剂盒（循环增强荧光免疫法）。
3. **器材**　循环增强荧光免疫分析仪。

【实验步骤】

1. 按照相应型号仪器说明书扫描试剂盒中的参数表条码，录入试剂运行参数和试剂标准曲线。
2. 准备好待测样本，将样本管架推入样本舱。
3. 将测试条平衡至室温（18～25℃），随后将试剂条封膜面朝上放入试剂条托盘中固定，再放入循环增强荧光免疫分析仪中进行开孔。
4. 点击"开始"按钮，进行检测。

【实验结果】

循环增强荧光免疫分析仪输出荧光信号值，并根据试剂盒配套的标准曲线转化为浓度值。

【注意事项】

1. 试剂盒在使用前应平衡至室温，严格控制每步反应的时间和温度。
2. 如手动加样，加样操作应快速准确、手法一致，加样器应保持垂直、慢吸快打，不要使溶液粘到孔壁上，尽量缩短加样时间。

【方法评价】

CEFIA 支持全血、血浆和血清等多种样本类型的检测，其操作简单、快速，可单份测定，也可批量或随机进样。敏感性高，检测区间宽，特别适合于低浓度项目和宽浓度范围项目的检测。测试条上的各孔包含完成免疫检测所需要的全部试剂成分，可以通过探针浸入试剂条上各个微孔，完成与被测样本中目标抗原的结合以及后续的检测步骤，实现了无液流检测，从而简化了仪器，减小占地面积，降低了维护成本。

【思考题】

1. 循环增强荧光免疫分析可通过哪几种途径放大检测信号？
2. 循环增强荧光免疫分析是否可以在一定程度上避免钩状效应？

答案解析

（赵黛娜）

实验二十　流式细胞分析技术

流式细胞术（FCM）常用于评估外周血、骨髓和其他体液，识别和量化免疫细胞并表征血液恶性肿瘤。T 细胞是抗原特异性淋巴细胞，来源于造血组织，T 淋巴细胞随血液循环到胸腺，在胸腺激素等作用下发育成熟。当受抗原刺激后，T 淋巴细胞即转化为淋巴母细胞，再分化为致敏 T 淋巴细胞，参与细胞免疫，其功能主要是抗胞内感染、清除肿瘤细胞、清除异体细胞或者凋亡细胞等。T 细胞及其亚群的数量、比例和功能在免疫缺陷、自身免疫、肿瘤等疾病状况下将发生改变，检测 T 细胞及其亚群的变化有助于了解机体的免疫状态。本实验介绍流式细胞术检测 T 细胞及其亚群的分类计数。

【实验目的】

通过流式细胞术技术进行细胞的分析和定量的测定，掌握流式细胞术检测 T 细胞及其亚群的原理，熟悉对其进行分类鉴定的方法。

【实验原理】

人外周血样本与四色试剂避光孵育反应，荧光素偶联抗体与白细胞表面特异性抗原结合，采用溶血/免洗的方式处理反应样本，最后将处理后的样本在流式细胞仪上进行检测。由于不同类型细胞结合不同种类和数量的荧光素，该样本液通过流动室时在激光照射下会被激发出不同发射波长的荧光，流式细胞仪对细胞的前向角散射光（FSC）、侧向角散射光（SSC）和荧光信号进行收集，根据样本细胞检测的前向角散射光、侧向角散射光和荧光强度等参数信息，对淋巴细胞中 T 淋巴细胞（CD3$^+$）亚群、辅助/诱导性 T 淋巴细胞（CD3$^+$CD4$^+$）亚群、抑制/细胞毒性 T 淋巴细胞（CD3$^+$CD8$^+$）亚群、B 淋巴细胞（CD3$^-$CD19$^+$）和 NK 细胞（CD3$^-$CD16$^+$CD56$^+$）进行分类。

【实验仪器和材料】

1. 试剂　CD3 – FITC/CD8 – PE/CD45 – PerCP/CD4 – APC 四色试剂（流式细胞法），CD3 – FITC/（CD16 + CD56）– PE/CD45 – PerCP/CD19 – APC 四色试剂（流式细胞法），PBS，流式溶血剂（使用前用蒸馏水做 10 倍稀释，即溶血剂：蒸馏水 = 1∶9）。

2. 器材　流式细胞分析仪、水平离心机、流式专用进样管、移液器等。

【实验步骤】

1. 标本采集：使用 EDTA – K2 抗凝真空采血管，抽取静脉血 2ml。

微课/视频 12

2. 取两支试管，其中 1 支试管中加入 20μl CD3 – FITC/CD8 – PE/CD45 – PerCP/CD4 – APC 四色试剂，标记为"T_ 001"，另一支试管中加入 20μl CD3 – FITC/（CD16 + CD56）– PE/CD45 – PerCP/CD19 – APC 四色试剂，标记为"BNK_ 001"。

3. 各吸取 50μl EDTA 抗凝静脉血分别加入两支试管底部（避免将血样粘到试管壁上）。

4. 试管在涡旋混匀器上轻旋混匀，室温（20～25℃）避光孵育 15 分钟。

5. 分别向两个试管中加入 450μl 1×溶血素，在涡旋混匀器上轻旋混匀，室温（20～25℃）避光孵育 15 分钟。

6. 上机检测，分析结果；打印实验报告。

【实验结果】

实验结果以阳性细胞绝对值或者百分比表示。

【注意事项】

1. 注意试验前对所用流式细胞仪的机型及配置有一个清楚的了解。

2. 高胆红素样本、乳糜血样本、溶血样本有可能导致错误的检测结果。

3. 吸取血样之前应充分混匀血样，否则会导致错误的百分比计数结果。

4. 如果试剂外观发生变化，不得继续使用。试剂的沉淀和变色意味着试剂不稳定或者变性。试剂请勿冻存，试剂须避光保存，使用时试剂应尽可能短的暴露于光线下，建议使用前将试剂恢复至室温（20～25℃）。

5. 要注意试验结果判定标准的一致性和标准化（数据的可比性）。

【思考题】

1. 请简述 T 淋巴细胞的分类和功能。
2. 流式细胞分析技术的临床应用有哪些？

答案解析

（李士军）

微课/视频 13

 实验二十一 流式悬浮芯片技术

流式悬浮芯片技术也称为微球体悬浮芯片技术（suspension array technology，SAT），是近年来新兴的一种检测技术，它利用球形基质作为载体，以流式细胞术作为检测平台，一次检测中可用到多达 100 种微球，故可在较短时间内对同一样本中核酸、蛋白质等生物分子进行大规模检测。本实验以抗人类白细胞抗原（human leukocyte antigen，HLA）Ⅰ类特异性抗体检测为例进行介绍。

【实验目的】

掌握流式悬浮芯片技术检测抗 HLA Ⅰ类特异性抗体的实验原理、操作步骤和结果分析。

【实验原理】

HLA Ⅰ类单抗原特异性抗体检测试剂盒（流式细胞仪－微球法）可用于检测针对 HLA－A、HLA－B、HLA－C 等 3 个Ⅰ类位点抗体，其原理是将检测血清首先和试剂盒中包被有纯化 HLA Ⅰ类抗原的微球进行孵育，血清中的每个 HLA Ⅰ类抗原特异抗体都与微球上的抗原结合，之后被加入的标有 R－藻红蛋白（PE）的羊抗人 IgG 结合物标记，再通过多功能流式细胞仪检测每个被 PE 标记的微球的荧光强度，实时采集数据，通过将待检血清的反应强度与设定好的血清的反应强度比较来体现待检血清中 HLA 特异性。

【实验仪器和材料】

1. 试剂　荧光微球（包被有 HLA Ⅰ类抗原）、PBS 缓冲液（pH 6.8 ± 0.1）、PE－羊抗人 IgG 结合物、阴性对照血清。

2. 器材　多功能流式细胞仪。

【实验步骤】

1. 血清使用前在 8000～10000r/min 条件下离心 10 分钟。患者血清中可能含有聚合物或污染物影响实验结果。

2. 试剂盒内微球需要轻柔振荡，或者使用前用吸头反复吹打几次以充分混匀。

3. 将 5μl 微球和 20μl 待测血清分别加到 96 孔板中，在 20～25℃下轻轻摇动避光孵育 30 分钟。

4. 每一批待测样品中，都要设置一个阴性对照血清（LS－NC 或替代品）以便设置本底值。

5. 用蒸馏水将 10× 洗涤缓冲液稀释为 1× 洗涤缓冲液。

6. 加入 180μl 1× 洗涤缓冲液到微球和血清的混合溶液中，振荡混匀。在 1300r/min 离心力下离心 5 分钟，去上清。

7. 每孔加入 200μl 1× 洗涤缓冲液，振荡混匀。在 1300r/min 离心力下离心 5 分钟，去上清液，重复清洗一次。

8. 按 1∶100 的比例稀释 PE－羊抗人 IgG 结合物至 1× 抗体工作液。即 1μl PE－羊抗人 IgG 结合物和 99μl 1× 洗涤缓冲液混合稀释成 1× 抗体工作液。

9. 每孔中加入 100μl 1× 抗体工作液振荡混匀，然后在 20～25℃下轻轻摇动避光孵育 30 分钟，在 1300r/min 离心力下离心 5 分钟，去上清液。

10. 重复步骤 7 两次。

11. 每管加入 50μl 1× 洗涤缓冲液，振荡混匀，就可以上机读取数据和分析结果。

【实验结果】

1. 通过操作手册设置多功能流式细胞仪上的样品参数及校准信息，创建样本采集模版并正确读板。

2. 根据仪器读取数据时生成的文件（.csv 文档）中记录的每份样本 HLA 包被微球的"原始"荧光强度值，计算每份测试样本的反应性。

3. 根据每一种 HLA 包被微球的标准化荧光强度值，判定各种微球上是阳性反应，还是阴性反应。标准化荧光强度值＝样本反应中该微球的荧光强度值－阴性对照中该微球的荧光强度值－（样本

反应中阴性微球的荧光强度值 – 阴性对照中阴性微球的荧光强度值）

【注意事项】

1. 未开封的血液标本可存放在室温下长达 4 天，分离的血清（未抗凝）室温下可以保存 7 天，存放于 – 20℃或以下的血清可以保存 2 年。

2. 在甩板过程中不要重复甩板，以免样品丢失。

3. 一般实验中，使用未经稀释的血清。但是，如果将高背景的血清样品进行稀释，那么阴性对照血清也应稀释相同倍数。

4. 血清不应采取热灭活处理，因为它可能会导致高的背景值。

【思考题】

1. 简述流式悬浮芯片技术检测抗 HLA Ⅰ类特异性抗体的实验原理。
2. 为什么移植前后要检测抗 HLA 特异性抗体水平？

答案解析

（万秀方）

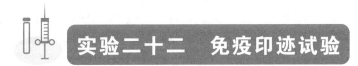

免疫印迹试验又称蛋白质印迹（Western blot），是一种将高分辨率凝胶电泳和免疫化学分析技术相结合的一种技术。该技术具有分析容量大、敏感度高、特异性强等优点，是检测蛋白质特性、表达与分布的一种最常用的方法，如组织细胞抗原的定性及半定量检测。本实验以检测细胞周期相关蛋白 p21 为例进行介绍。

【实验目的】

掌握免疫印迹试验的原理，熟悉实验操作流程及应用，了解试验前样本准备程序。

【实验原理】

将提取的蛋白样本进行聚丙烯酰胺凝胶电泳，按分子量大小分离蛋白组分，用电转移方法将凝胶中蛋白成分转移至固相载体（如 PVDF 膜、NC 膜）上，固相载体以非共价键形式吸附蛋白质，且能保持电泳分离的多肽类型及其生物学活性不变。以固相载体上的蛋白质或多肽作为抗原，与对应的抗体形成免疫复合物，再与酶或荧光标记的第二抗体反应，经过增强型化学发光（enhanced chemiluminescence，ECL）或直接读取荧光信号以对目标蛋白进行定量分析。

【实验仪器和材料】

1. 试剂

（1）人胚肾细胞（293T 细胞）、细胞裂解液（含蛋白酶抑制剂）、蛋白定量试剂盒（BCA）、鼠抗人 GAPDH 单克隆抗体、鼠抗人 p21 单克隆抗体、酶标兔抗鼠 IgG 抗体（酶标二抗）、蛋白 Marker 等。

（2）0.01mol/L PBS（pH 7.2～7.4）缓冲液。

（3）TBST 缓冲液（pH 8.0）：20mmol/L Tris，100mmol/L NaCl，0.1% Tween-20。

（4）封闭液 5% BSA 的 TBST。

（5）SDS-PAGE 凝胶所需溶液：A 分离胶：1.5mol/L Tris-HCl，0.4% SDS，pH 8.8；B 浓缩胶：0.5mol/L Tirs-HCl，0.4% SDS，pH 6.8；C 丙烯酰胺储存液：29g 丙烯酰胺，1g 甲叉双丙烯酰胺加适量蒸馏水溶解，可适当加热助溶，定容至 100ml，滤纸过滤；D 过硫酸铵：10%（W/V）；ETEMED（N，N，N′，N′-四甲基乙二胺）。

（6）上样缓冲液（5×）：100mmol/L Tirs-HCl（pH 6.8），4% SDS，20% 甘油，10% 巯基乙醇，0.2% 溴酚蓝。

（7）电泳缓冲液（5×）：Tris 15.1g，甘氨酸 94g，10% SDS 90ml，加水至 1000ml。

（8）电转液：Tris 3g，甘氨酸 14.4g，甲醇 100ml，加水至 1000ml。

（9）ECL 显影液。

2. 器材 细胞刮、水平离心机、低温高速离心机、酶标仪、玻璃板、电泳仪、电转仪（半干转/湿转）、ECL 化学发光成像仪等。

【实验步骤】

微课/视频 14

1. 细胞总蛋白样本制备

（1）刮取六孔板培养的 293T 细胞，800r/min 离心 5 分钟收集细胞。

（2）用细胞裂解液裂解细胞，用量约为 10^7 个细胞/100μl，或每孔 100μl。冰上裂解 30 分钟。

（3）12000r/min 4℃离心 15～20 分钟，取上清液，用 BCA 法检测蛋白浓度。

（4）分装：50μg/支，按比例加入 5× 上样缓冲液，沸水浴变性 10 分钟，备用。

2. 蛋白浓度测定 按 BCA 试剂盒说明书进行定量测定。

（1）工作溶液（working reagent，WR）溶液的配制：将 A 溶液和 B 溶液按 50∶1 的比例混合。

（2）将 10μl 标准品和不同稀释倍数样品加入浓度测定板。

（3）每孔加入 200μl 配制好的试剂，吹打混匀。

（4）盖好平板，37℃孵育 30 分钟。

（5）取出冷却至室温。

（6）测定 570nm 的光吸收值，参考波长 630nm，根据标准品浓度和吸光值做标准曲线，计算样品的蛋白浓度。

3. SDS-PAGE

（1）选择合适的玻璃板擦拭干净、干燥，夹至夹胶框后固定于制胶架上。

（2）加入适量配制好的分离胶（以 10% 分离胶为例，依次加入前述 SDS-PAGE 凝胶所需溶液 A 2ml、C 2.7ml、D 40μl、E 4μl，加水至 8ml），留出浓缩胶所需空间。

（3）轻轻加入 1～3ml 去离子水覆盖胶上，待分离胶完全凝固，倾出覆盖水层，用滤纸吸去胶顶部残存液体。配制浓缩胶（以 5% 浓缩胶为例，依次加入 B 0.5ml、C 0.33ml、D 10μl、E 2μl，加水至 2ml），小心迅速注入分离胶上层，立刻插入干净的梳子，避免产生气泡，待浓缩胶完全凝固。

（4）将胶板固定于电极芯，装入电泳槽，加入电泳缓冲液，小心拔出梳子。

（5）将制备好的细胞总蛋白样品和蛋白 Marker，按次序上样至不同泳道，每孔上样量 50μg。未加样的样品孔中加入 1×上样缓冲液。以恒压由负极向正极电泳，在浓缩胶中电压为 80V。当溴酚蓝进入分离胶后电压增至 120V，继续电泳直到溴酚蓝到达分离胶底部，关闭电源，卸下胶板，取出凝胶。

4. 转膜 免疫印迹凝胶要在转膜液中浸泡 15 分钟以上，再进行转膜。

（1）剪取与凝胶大小相同的一张 PVDF 膜和 4 张厚滤纸，PVDF 膜先用无水甲醇浸泡 15 秒后取出，以去离子水中清洗 2 分钟，后置于电转液中平衡 15 分钟。

（2）半干转：取出 2 张滤纸于电转液中浸泡 30 秒后置于半干转膜仪的阳极平面，赶除气泡，然后加入适量电转液使滤纸保持湿润，将 PVDF 膜做好标记后置于其上，之后依次放置凝胶、2 张电转液浸泡的滤纸，注意每层间不能有气泡，最后盖上负极盖子。

湿转：将三明治夹套的黑色面放置在干净的桌面上，将黑色海绵放在黑色夹套上，按 2 层滤纸、凝胶、PVDF 膜、2 层滤纸、黑色海绵的顺序叠加形成转膜三明治，避免产生气泡；夹紧夹套并用白色滑块锁住后插入转移电泳芯中，加入转膜缓冲液，使其没过转膜三明治，盖上安全盖。

（3）检查正负极并接通电源，取恒流或恒压模式，根据 PVDF 膜面积及蛋白分子量设定电流（电压）条件，一般 200～400mA（或 80～100V），电转 1.5 小时左右，可根据蛋白大小适当调整转膜时间。

（4）转膜后的 PVDF 膜用 TBST 洗 1～2 分钟，重复 2 次，置于含有 5% BSA 的 TBST 中室温轻摇封闭 1 小时。

（5）依据 Marker 位置，分别裁取含有内参 GAPDH（37kD）和 p21（21kD）的 PVDF 膜。

（6）将膜置于适当稀释倍数的一抗中（用 5% BSA 的 TBST 稀释，稀释倍数因抗体来源而异）37℃ 孵育 2 小时或 4℃ 过夜。

（7）用 TBST 洗膜三次，每次 5 分钟。

（8）将膜置于适当稀释倍数的酶标二抗（用 5% BSA 的 TBST 稀释）中室温轻摇 1 小时（或 4℃ 反应过夜）。

（9）用 TBST 洗膜三次，每次 5 分钟，吸去膜上多余水分，将膜于 ECL 反应液中反应 1 分钟后，ECL 化学发光成像仪读取曝光信号。

【实验结果】

根据 ECL 化学发光成像仪读取的曝光信号，可见样本泳道出现条带，借助蛋白 Marker 指示其相对分子量，确定其即为目标蛋白 p21。

所获得图像可通过图像处理系统分析目标带的分子量和净光密度值。同一样本 p21 灰度/GAPDH 内参灰度得出相对值，据此不同样本之间可做比较。

【注意事项】

1. 制胶所用玻璃板需干净且干燥后使用，否则可能影响制胶效果。

2. 插入梳子时需避免产生气泡，梳子下缘与分离胶上缘平行，相距约 1cm。

3. 不可用手直接触摸 PVDF 膜，可用镊子夹其边缘，或戴手套持其边缘。

4. 显影时间需依据发光强弱调整，内参显影时间不可过长，否则条带过深。

5. 蛋白样本制备时，浓度越高越好，因高浓度样本加样体积相对小，条带会更清晰。

6. 一抗建议选择单抗，条带特异性会比较好；二抗需根据一抗与样本种属进行选择。

【思考题】

1. 转膜后蛋白与一抗结合前为何要进行封闭?
2. 如果遇到待测蛋白大小与内参相仿,该如何显影?

答案解析

(蒋红梅)

第四章　免疫细胞分离及功能检测技术

免疫细胞的分离及其数量和功能的测定，是临床免疫学检验研究中的基本技术之一免疫细胞的分离技术很多，应根据免疫细胞自身特点和实验室条件选择最切合实际的分离方法，力求简便可行，以获得高纯度、高活力、高得率的细胞；临床上通常根据各类免疫细胞表面标志物及生物学特性的不同而采用相应的检测技术进行免疫细胞数量和功能的测定，借此判断机体的免疫功能。本单元主要介绍淋巴细胞的分离和功能测定、细胞增殖活化的测定及细胞因子的检测。

 实验二十三　密度梯度分离细胞技术

微课/视频 1　微课/视频 2

外周血单个核细胞（peripheral blood mononuclear cell，PBMC）包括淋巴细胞和单核细胞，是免疫学实验中最常用的细胞群。获取高纯度高活力的 PBMC 是进一步分离纯化 T、B 淋巴细胞的基础，是开展免疫细胞检验的重要前提条件。采用得最多的，也是最简便实用的方法是密度梯度离心法。

【实验目的】

掌握人外周血中单个核细胞的分离原理和方法，熟悉台盼蓝染色的原理，了解外周单个核细胞分离的临床意义。

【实验原理】

由于血液中各种有形成分的比重存在差异，分离人外周血单个核细胞时，使用比重为 1.077 近于等渗的淋巴细胞分层液作密度梯度离心，各种血液成分将按密度梯度重新聚集，因而得以分离。聚蔗糖 - 泛影葡胺（Ficoll - Hypaque）分层液组成为：2 份 6% 聚蔗糖与 1 份 34% 泛影葡胺生理盐水（F/H）混合形成分层液，其比重是 1.077 ± 0.002，红细胞比重为 1.093，粒细胞比重为 1.092，均大于分层液。同时因红细胞遇到分层液而凝集成串钱状而易沉积，离心后均沉于管底；血小板因密度小（1.030 ~ 1.035）而悬浮于血浆中，唯有与分层液密度相当的单个核细胞（1.075 ~ 1.090）密集在血浆层和分层液的界面中，呈白膜状，吸取该层细胞经洗涤，离心重悬，可获得高纯度的 PBMC。

【实验仪器和材料】

1. 样本　置抗凝管内的新鲜（4 小时内）外周血。

2. 试剂　PBS 或 Hank's 液（无钙、镁离子）、比重 1.077 ± 0.002 的聚蔗糖 - 泛影葡胺（商品名为淋巴细胞分离液）及 0.4% 台盼蓝染液（用生理盐水配制）。

3. 器材　止血带、抗凝管、采血针、离心管、毛细吸管、血球计数板、水平式离心机。

【实验步骤】

1. 采血　无菌采血 2ml，加入抗凝管中，反复揉搓抗凝管，防止血液凝集。

2. 稀释　抗凝血中加入 2ml Hank's 液或 PBS 做适当稀释（多以 1∶1 稀释），本实验以 PBS 缓冲液举例。

3. 加液　在离心管中先加入5ml淋巴细胞分离液，再加入上述稀释血液，注意将稀释血液用滴管沿管壁缓慢叠加在分层液上面，使离心管中血液和分层液有水平界面。

4. 离心　20~25℃ 1500r/min离心15分钟，离心结束取出后可见离心管中液体由上而下分为四层，最上层为血浆，第二层是单个核细胞为主的白色云雾层狭窄带，第三层为透明的分离液层，最底层为红细胞和粒细胞（图23-1）。

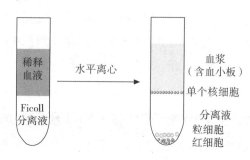

图23-1　离心前、后分层情况示意图

5. 收集　用毛细吸管插到云雾层，吸取单个核细胞层。置入另一离心管中，加入5倍体积的PBS缓冲液，1500r/min离心10分钟，再反复洗涤细胞1~2次。

6. 细胞计数　末次离心后，弃上清，加入0.5ml PBS缓冲液重悬细胞，制得淋巴细胞悬液。取细胞注入血球计数板，于血球计数板上计数四个大方格内的细胞总数。

7. 细胞活力检测　取0.1ml淋巴细胞悬液与0.05ml 0.4%台盼蓝染液混合均匀，于37℃温箱孵育染色5分钟后镜检，死细胞被染成蓝色，活细胞不着色。计数100个淋巴细胞。计算出活细胞百分率。

$$活细胞百分率 = \frac{活细胞}{总细胞数} \times 100\%$$

8. 收获的细胞　可用于淋巴细胞的进一步分选或其他实验。

【注意事项】

1. 实验中使用的抗凝剂以枸橼酸钠或者枸橼酸钠效果为好。若用肝素方法抗凝，效果欠佳，因为肝素抗凝后交界层混浊，边缘欠清，影响吸取单个核细胞层。

2. 如果制备的单个核细胞悬液用于细胞培养时，上述操作过程都要在无菌条件下进行，所用器材、试剂都应为无菌。

3. 将血液稀释可降低血液黏稠度和红细胞的聚集，提高PBMC的收获量。

4. 温度变化影响分层液的密度，影响细胞的收获率和纯度。离心温度建议在20~25℃，温度过高细胞容易死亡或破坏，过低分层效果不好。

5. 不宜使用角离心机，应用水平离心机。

6. 每毫升外周血可获得1×10^6个PBMC。

7. 上述方法适用分离人外周血PBMC，小鼠、兔等动物淋巴细胞比重与人不同，要分离其PBMC需配制不同比例的聚蔗糖和泛影葡胺或相应密度的percoll分层液。

【方法评价】

免疫细胞的分离方法很多，主要是根据细胞表面标志、理化性状以及功能等方面的差异而设计的。采用何种方法，应根据实验目的及所需细胞的种类、纯度及数量等要求来确定。分离细胞选用的方法应力求简便可行，收获细胞后应尽量保持其活性，保证较高的纯度和较高的获得率。

随着技术的进步，许多高水平方法引进了细胞分离技术，如流式细胞仪等。但常规的密度梯度离心法分离外周血单个核细胞技术依然因其简单、快捷、实用、成本低、对实验室及其设备要求不高、能广泛推广等优势，而被广泛使用。

【临床意义】

常规的密度梯度离心法分离外周血单个核细胞技术所分离的细胞，在临床上既可直接用于淋巴细胞转化实验等，更可以作为免疫磁珠、流式细胞仪、免疫荧光等技术分离细胞前必不可少的基础准备和细胞富集，用于更精细的细胞学诊断，如白血病、淋巴瘤的诊断等。

【思考题】

1. 什么是外周血单个核细胞？分离外周血单个核细胞意义何在？

2. 为何常用密度为 1.077 ± 0.002 的分层液分离人单个核细胞？

3. 利用密度梯度离心法分离人外周血单个核细胞，为何要将血液样品进行适当稀释，并要叠加于分层液上？

答案解析

（陈 爽）

实验二十四 T 细胞增殖试验

T 细胞不仅介导特异性细胞免疫应答，也可以分泌细胞因子辅助其他类型免疫应答，在整个免疫应答中起核心作用。当 T 淋巴细胞受到特异性抗原或非特异性有丝分裂原刺激时，出现细胞增殖现象。T 细胞增殖能力或转化率，可反映机体细胞免疫水平。因此，检测 T 淋巴细胞增殖能力有助于某些疾病的辅助诊断、疗效观察及科研分析。T 细胞增殖试验的方法有形态学法、CCK - 8 法、^{3}H - 胸腺嘧啶核苷（^{3}H - TdR）掺入法等，可根据不同的实验条件及实验目的进行选择。本实验利用小鼠脾细胞重点介绍 T 细胞增殖能力的检测方法，并介绍培养原代免疫细胞的基本方法。

一、形态学法

【实验目的】

掌握形态学观察法检测 T 细胞增殖的原理，熟悉实验步骤和实验结果判断方法，了解本实验注意事项。

【实验原理】

T 淋巴细胞在体外培养过程中，受到有丝分裂原（如 ConA）刺激后，可向淋巴母细胞转化，细胞表现为体积增大、胞质增加而浅染、出现空泡、核仁明显、核染色质疏松，部分细胞出现有丝分裂。将细胞制片、染色，在显微镜下观察细胞转化的形态，计数转化细胞的百分率，可反映机体的细胞免疫功能。

【实验仪器和材料】

1. 实验动物 ICR 健康小鼠 20～25g。

2. 试剂 RPMI-1640 培养液（pH 7.2～7.4）；刀豆蛋白 A（Concanvalin A，ConA）：用 RPMI-1640 液配成 1mg/ml，分装小瓶，冷冻保存；吉姆萨（Giemsa）染液；固定液（甲醇与冰醋酸按 9：1 混合）。

3. 器材 CO_2 培养箱、超净台、离心机、计数器及显微镜、细胞培养瓶。

【实验步骤】

1. 细胞悬液的制备：取一个灭菌的平皿，加入 5ml Hank's 液。颈椎脱臼法处死小鼠后，取脾放入平皿中，在钢网上研磨并过筛，制备成细胞悬液。取出 100μl 用于计数。将其余细胞悬液移入离心管中，1000r/min 离心 10 分钟，弃去上清，用 RPMI-1640 培养液稀释，计数后制备成 $2.5×10^6$ 个/ml 的脾细胞悬液。

2. 将 200μl（以 T25 为例）的细胞各加入两个细胞培养瓶里，其中一瓶中加入用 RPMI-1640 培养液稀释的 ConA，使 ConA 最终浓度为 2μg/ml；另一瓶则加入无 ConA 的 RPMI-1640 培养液，作为阴性对照。将两培养瓶放入含有 5% CO_2 的 37℃ 培养箱中培温育 48～72 小时。

3. 培养结束后将细胞收集到离心管里，2000r/min 离心 10 分钟，弃上清。

4. 细胞沉淀加 5ml 固定液，室温固定 5 分钟。

5. 再次 2000r/min 离心 10 分钟，弃掉大部分上清，留 0.2ml 吹打细胞沉淀，制备细胞悬液。在载玻片滴 1～2 滴细胞悬液推片，做成细胞涂片，并干燥。

6. 用吉姆萨染液染色 10～20 分钟，水洗，干燥。

7. 油镜下观察推片头、体、尾三部分，计数 200 个淋巴细胞中转化细胞的数量，计算转化率。

【实验结果】

1. 未转化细胞（成熟淋巴细胞）与转化细胞（包括淋巴母细胞和过渡型淋巴细胞）的形态特征。

（1）未转化细胞 与未经培养的小淋巴细胞大小一样，核染色质致密，无核仁，核/胞浆比例大，胞浆染色为轻度嗜碱性。

（2）过渡型淋巴细胞 比小淋巴细胞大，核质染色略有疏松，但具有明显的核仁，此为与未转化淋巴细胞的鉴别要点。

（3）淋巴母细胞 细胞体积增大，形态不整齐，常有伪足状突起，核染色质疏松，有核仁 1～3 个，胞浆增多，常出现空泡。

2. 按上述形态特征检查推片的头、体、尾三部分，计数 200 个淋巴细胞，算出转化率。

$$淋巴细胞转化率 = \frac{转化的淋巴细胞数}{转化的淋巴细胞数 + 未转化的淋巴细胞数} × 100\%$$

转化率在一定程度上可反映细胞免疫功能，正常情况下，ConA 诱导的淋巴细胞转化率为 60%～80%。

【注意事项】

1. 培养基成分对转化率有较大影响，应在有效期内使用。

2. 培养时要保证有足够的气体，一般 10ml 培养瓶内液体总量不要超过 2ml。

3. ConA 剂量过大对细胞有毒性，太小不足以刺激淋巴细胞转化，试验前应先测定 ConA 最适浓度。

4. 实验中要严格无菌操作，防止污染。

二、CCK – 8 法

【实验目的】

掌握 CCK – 8 法检测 T 细胞增殖的原理，熟悉实验步骤和实验结果判断方法，了解本实验注意事项。

【实验原理】

Cell Counting Kit – 8 简称 CCK – 8，是一种基于 WST – 8 的广泛应用于细胞增殖和细胞毒性的检测试剂。它是一种类似于 MTT 的化合物，在电子载体 1 – 甲氧基 – 5 – 甲基吩嗪鎓硫酸二甲酯（1 – Methoxy PMS）存在的情况下，被线粒体中的脱氢酶还原为具有高度水溶性的橙黄色甲瓒产物（formazan）。细胞增殖越多越快，颜色越深；细胞毒性越大，则颜色越浅，对于同样的细胞，颜色的深浅与活细胞的数量成正比，因此可利用这一特性直接进行细胞增殖和毒性分析。

【实验仪器和材料】

1. 实验动物 ICR 健康小鼠，20 ~ 25g。
2. 试剂 RPMI – 1640 培养液、ConA 等，同"形态学法"；CCK – 8 试剂盒，4℃避光保存；台盼蓝。
3. 器材 酶标仪、96 孔细胞培养板、CO_2 培养箱等。

【实验步骤】

1. 细胞悬液的制备：将小鼠脱臼处死，无菌取脾，置于盛有适量无菌 Hank′s 液平皿中，用镊子轻轻将脾磨碎，制成单个细胞悬液。经 200 目筛网过滤，用 Hank′s 液洗 2 次，1000r/min 离心 10 分钟。然后将所得 T 淋巴细胞用 1ml 含 10% 胎牛血清 RPMI – 1640 培养基重悬，用台盼蓝染色计数活细胞数，调整细胞浓度为 5×10^6 个/ml。

2. 将调整好细胞浓度的 T 淋巴细胞铺于 96 孔板中培养，100μl/孔，每组 3 个复孔，分别加入不含 ConA、含 ConA 及 10% 胎牛血清的 RPMI – 1640 培养基 100μl，ConA 终浓度为 2μg/ml。同时设立一个空白对照孔（不加细胞），以上各孔均重复 3 孔。

3. 将培养板放入含有 5% CO_2 的 37℃ 培养箱中培养 48 ~ 72 小时。

4. 在培养结束前 4 ~ 6 小时，加入 CCK – 8 试剂，每孔 10μl，继续培养 4 小时。用酶标仪在 450nm 处测定吸光度。

【实验结果】

$$细胞增值率 = \frac{(A_{ConA} - A_{空白})}{(A_{对照} - A_{空白})} \times 100\%$$

【注意事项】

1. 操作前准备

（1）确保试剂在有效期内，并存放于 2 ~ 8℃ 避光处。使用前需恢复至室温并轻轻摇匀。

（2）整个实验过程应在无菌条件下进行，穿戴好实验服、手套和口罩。

2. 实验操作

（1）将细胞以适当密度接种于培养板中，确保每孔体积相同，细胞分布均匀。

（2）加入 CCK - 8 试剂时避免产生气泡，以免影响吸光度读数。

（3）根据细胞类型和实验需求设定合适的孵育时间，避免过长时间孵育导致背景过高。

（4）CCK - 8 浓度过高可导致结果背景过高；浓度过低或试剂过期，导致吸光度偏低，需调整试剂稀释比例或换新试剂。

（5）确保细胞状态、培养条件、实验操作一致，以避免对结果的影响。

3. 安全与废弃处理

（1）穿实验服、佩戴手套和口罩，避免接触皮肤和眼睛。

（2）废液及其他实验废弃物应按实验室规定分类处理，不得随意倾倒。

（3）如不慎溅入眼睛或皮肤，应立即用大量清水冲洗，并寻求医疗帮助。

三、^{3}H - TdR 掺入法

【实验目的】

掌握核素法检测 T 细胞增殖的原理，熟悉实验步骤和实验结果判断方法，了解实验步骤及临床应用。

【实验原理】

T 淋巴细胞受非特异性免疫刺激剂（ConA）或特异性抗原刺激后，发生有丝分裂，细胞进入 S 期，即 DNA 和 RNA 合成明显增加，此时在细胞培养液中加入氚标记的 DNA 合成原料胸腺嘧啶核苷（^{3}H - TdR），可被细胞摄入而掺入新合成的 DNA 中。以细胞内掺入 DNA 中的^{3}H - TdR 的放射性相对数量（以脉冲数 cpm 表示）表示转化率的高低，可判定细胞的增殖程度。

【实验仪器和材料】

1. 实验动物　ICR 健康小鼠 20～25g。

2. 试剂

（1）RPMI - 1640 培养液，ConA 等，同"形态学法"。

（2）^{3}H - TdR 工作液：原液为 1mci/ml，放射性比强度为 25ci/mM，用无菌生理盐水稀释至 10ci/ml。

（3）闪烁液：将 2,5 - 二苯基噁唑（PPO）5.0g 与 1,4 - 双 -（5 - 苯基噁唑基 - 2）苯（POPOP）0.5g 溶于 1000ml 二甲苯中。

3. 器材　96 孔细胞培养板、CO_2 培养箱、49 型玻璃纤维滤纸、多头细胞收集器、闪烁杯、β - 液体闪烁计数器。

【实验步骤】

1. 制备脾细胞悬液，用 RPMI - 1640 培养液稀释，使成 2.5×10^6 个/ml，然后加入 ConA 10μl，使每孔最终浓度为 2μg/ml，同时做不加 ConA 的阴性对照孔。

2. 将上述细胞悬液加入微量细胞培养板中，每孔 0.2ml。

3. 混匀后置 37℃、5% CO_2 培养箱内孵育 48 ~ 72 小时。

4. 孵育结束后每孔加 $^3H - TdR$ 20μl，继续培养 16 ~ 24 小时。

5. 用多头细胞收集器将每孔培养物分别收集于玻璃纤维滤纸上，抽气过滤并用蒸馏水洗涤。

6. 滤纸放置 50℃烘干约 1 小时后，分别将每片滤纸浸于闪烁液中，每杯 3 ~ 5ml。

7. 在 β - 液体闪烁计数器上测定每个样品的每分钟脉冲数（cpm）值。

【实验结果】

以刺激指数（SI）判断淋巴细胞增殖程度：

$$刺激指数(SI) = \frac{实验组\ cpm\ 均值}{对照组\ cpm\ 均值}$$

【注意事项】

1. 本法影响因素较多，如细胞浓度、培养时间、$^3H - TdR$ 的活性及加入时间等，需严格控制实验条件。特别需要注意的是，$^3H - TdR$ 的加入时间应在细胞分裂周期中的 S 期（合成 DNA），加入过早不仅不被细胞摄取，反而被降解为胸腺嘧啶，不能作为合成 DNA 合成的原料。一般在培养终止前 16 ~ 24 小时加入 $^3H - TdR$，此时掺入量高。

2. 闪烁液一般可重复使用 3 ~ 5 次，但应于重复使用前先测本底，若大于 250cpm 则不能使用。

3. 平行样品的孔间误差应≤20%。

【思考题】

1. T 细胞增殖试验常用的方法原理及特点。
2. 转化的淋巴细胞形态学上有何特征？

答案解析

（金梅花）

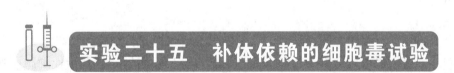

实验二十五 补体依赖的细胞毒试验

微课/视频 4

补体依赖的细胞毒作用（complement dependent cytotoxicity，CDC）是细胞膜表面特异性抗原与相应抗体结合后，形成免疫复合物，激活补体，形成膜攻复合物，引起胞膜损伤、通透性增加，最终细胞死亡。在组织分型实验室中，利用补体依赖细胞毒试验检测抗人类白细胞抗原（human leukocyte antigen，HLA）抗体是一项重要的检测项目，用来确定移植过程中供体和受体的相容性，避免移植排斥反应的发生。本实验以抗 HLA 抗体检测为例介绍补体依赖的淋巴细胞毒试验。

【实验目的】

掌握补体依赖的淋巴细胞毒试验检测抗 HLA 抗体的原理，熟悉淋巴细胞毒试验操作流程，了解抗 HLA 抗体检测的临床应用。

【实验原理】

供者淋巴细胞表面具有 HLA，当 HLA 遇到受者血清中相应的特异性抗体后，二者结合形成 HLA 抗原 – 抗体复合物，在补体的参与下，裂解供者淋巴细胞。溴化乙啶用来染死淋巴细胞，呈红色荧光，吖啶橙用来染活淋巴细胞，呈绿色荧光。根据死细胞占全部淋巴细胞的百分比判断待移植患者血清中是否存在抗 HLA 抗体。

【实验仪器和材料】

1. 样本　待检测血清 2ml。

2. 试剂　液状石蜡，混合荧光染料溴化乙啶和吖啶橙；兔补体液；阴性对照血清、阳性对照血清。

3. 器材　淋巴细胞毒反应微孔板、荧光显微镜、微量加样器、离心机、试管、水浴箱、加样吸头等。

【实验步骤】

1. 淋巴细胞分离　分离方法参见第四章实验二十三。将分离得到的混合淋巴细胞用 PBS 调整浓度为 2×10^9 个/L。

2. 淋巴细胞毒反应

（1）取出冻存的淋巴细胞毒反应微孔板，平衡至室温。

（2）于淋巴细胞毒反应微孔板中加入 5μl 液状石蜡，防止反应物挥发。

（3）每个检测标本设立 1 孔阴性对照、1 孔阳性对照、1 孔测试孔，每孔加入 1μl 混合淋巴细胞。

（4）阴性对照、阳性对照、测试孔中分别加入 1μl 阴性对照血清、1μl 阳性对照血清以及 1μl 待测血清。

（5）每孔加入 2μl 兔补体液，22 ~ 25℃温箱中孵育 1 小时。

（6）每孔加入 5μl 混合荧光染料溴化乙啶和和吖啶橙染色 15 分钟，观察结果。

【实验结果】

活细胞呈明亮的绿色，有很强的折光性，细胞体积不增大；死亡细胞体积略增大，着红色，无折光性。死亡细胞占全部淋巴细胞的百分数即为死亡细胞百分比。阴性对照孔活性细胞应在 90% 以上，阳性对照孔死细胞应大于 80%。每份标本都必须设立阴、阳性对照，只有当阴性对照和阳性对照结果准确时，该实验的阳性和阴性结果方能成立。根据死亡细胞占全部细胞的百分比进行计分，目前常用的是国际通用的美国国立卫生研究院（National Institutes of Health，NIH）计分方法（表 25 – 1）。

表 25 – 1　淋巴细胞毒试验的记分标准

死亡细胞（%）	记分	意义
0 ~ 10	1 分	阴性
11 ~ 20	2 分	可疑阴性
21 ~ 40	4 分	可疑阳性
41 ~ 80	6 分	阳性
>80	8 分	强阳性

【注意事项】

1. 为保持淋巴细胞活性，应在采血后 2 小时内分离细胞，尽快完成淋巴细胞分离。

2. 混合淋巴细胞液细胞浓度对实验的影响较大，浓度过高或过低都容易导致检验结果的误差，PBS 调整细胞浓度时尽量接近 2×10^9 个/L。

3. 结果应在荧光染色终止反应后 10 分钟内观察，以防荧光猝灭或减弱影响结果。

【临床应用】

抗 HLA 抗体检测可用来评估移植前受者免疫记忆（HLA 预致敏）的风险；评估受者对移植物产生初始同种异体免疫反应的风险；术后监测受者对移植物的同种异体免疫反应。

【思考题】

简述补体依赖的淋巴细胞毒试验的原理。

答案解析

（李继霞）

 实验二十六　多种细胞因子的检测

微课/视频 5

　　T 细胞、B 细胞、嗜碱性粒细胞等免疫细胞在受到抗原或其他信号（病原体的特定成分或其他外来物质）的刺激后可活化，从静息状态转化为活跃状态，表现为高度表达细胞表面分子、合成并分泌细胞因子或脱颗粒产生炎性介质等。因此，可通过检测细胞表面的标志物、合成的细胞因子（包括细胞内或细胞外）或释放炎症介质来反映免疫细胞的活化状态。目前临床常采用流式细胞术（flow cytometry，FCM）开展嗜碱性粒细胞激活试验、多种细胞因子联合检测等实验项目。本次实验以联合检测人血清样本中 6 种细胞因子为例介绍基于流式细胞术的多重蛋白定量检测方法 – 流式微球捕获芯片技术（cytometric bead array，CBA）。

【实验目的】

掌握 CBA 检测多种细胞因子的实验原理，熟悉该实验的检测过程，了解该实验的常见影响因素。

【实验原理】

该实验利用流式细胞仪，通过已知体积大小和荧光强度的微球（如直径为 7.5μm 的聚苯乙烯微球或乳胶颗粒等）捕获单个或多个可溶性蛋白，达到检测可溶性蛋白的目的。每个微球表面包被一种特异性抗体，形成捕获微球，与待检细胞因子和 PE 标记的检测抗体共同孵育后，形成双抗体夹心复合物。其基本原理与夹心 ELISA 检测细胞因子相似，ELISA 利用的是酶系统，而 CBA 法利用的是荧光系统。流式细胞仪激发荧光素 PE，发射的荧光强度与微球上捕获的细胞因子的量成正比，故可通过分析荧光信号的强弱来定量测定细胞因子含量。为同时检测多种细胞因子，实验体系包括多种包被不同抗体的捕获微球，这些不同种类的微球通过结合不同的荧光物质或相同荧光而强度不同的方式对微球进行编码，不同编码微球包被不同捕获抗体，与同一份待测样品和混合标记抗体进行反应，再经多色流式分析仪对不同编号的微球进行分析，可实现对多种细胞因子的联合检测。

【实验仪器和材料】

1. 待测样品 血清或血浆、细胞培养上清、细胞裂解液等。

2. 试剂

（1）捕获抗体包被的荧光微球阵列：分别包被抗 IL-2、IL-4、IL-6、IL-10、TNF-α 和 IFN-γ 抗体的 6 种捕获微球。

（2）荧光检测试剂：PE 标记的 6 种检测抗体，与固相包被抗体识别的抗原表位不相同。

（3）细胞因子标准品：6 种冻干粉人重组细胞因子。

（4）流式细胞仪校正微球。

（5）PE 标记抗体对照、FITC 标记抗体对照。

（6）样本稀释液、微球缓冲液、PBS 溶液（pH 7.2~7.4）。

3. 器材 流式专用上样管、离心管、流式细胞仪、低速离心机。

【实验步骤】

1. 制备标准品 打开冻干的细胞因子标准品，将标准品转移到一支 15ml 离心管中，并标记该管为最高浓度。用 2ml 样本稀释液重悬标准品，室温选放置 15 分钟。用吸头轻轻混匀标准品，避免剧烈振荡。取 10 根流式上样管，每管加入 300μl 样本稀释液，前 9 管依次标记梯度稀释的倍数为 1:2、1:4、1:8、1:16、1:32、1:64、1:128、1:256、1:512，第 10 管标记阴性对照。从标准品原液管取 300μl 液体到 1:2 管，吹打混匀；再从 1:2 管取 300μl 液体到 1:4 管，吹打混匀，依此类推，直到 1:512 管（此步骤仅可用枪吹打混匀，不可涡旋）。

2. 混合捕获微球 将微球捕获混合液用低速离心机 200r/min 离心 5 分钟，小心吸走上清，加入与所吸上清等体积的微球缓冲液，涡旋充分混匀后，避光孵育 30 分钟。

3. 待测样本准备与染色 首先，涡旋混匀捕获微球混合液，在每个实验管中加入 25μl：标准品管中每管加入 25μl 梯度稀释的标准品（表 26-1），样品管中每管加入 25μl 的待测样本。接着，所有实验管分别加入 25μl 的荧光检测抗体，再涡旋充分混匀后，室温下避光孵育 2.5 小时。之后，每管实验管中加入 1ml PBS 溶液，200r/min 离心 5 分钟后，小心吸去上清。最后，每管加入 100μl PBS 溶液，静置等待检测。

4. 荧光检测 将实验管按标准品管、阴性对照管、样品管的顺序依次在校准好状态的流式细胞仪上进行荧光检测。各实验管涡旋充分混匀（3~5 秒）后应立即上机检测。使用 FCAP Array 软件得到各分析物的标准曲线和各样本中各细胞因子的分析结果。

表 26-1 标准品的梯度稀释

管号	浓度（pg/ml）	标准品稀释倍数
1	5000	标准品原液
2	2500	1:2
3	1250	1:4
4	625	1:8
5	312	1:16
6	156	1:32

续表

管号	浓度（pg/ml）	标准品稀释倍数
7	80	1：64
8	40	1：128
9	20	1：256
10	10	1：512
11	0（阴性对照）	样品稀释液

【实验结果】

1. 不同细胞因子在同一样品中表达量比较：通过双参数直方图中，不同细胞因子对应微球的 PE 发射的荧光强度值来直观观察。

2. 不同细胞因子含量分析：应用每一种细胞因子定量标准品和其对应的荧光强度值做标准曲线，代入待测样品的荧光强度值，计算其在样品中的含量。

【注意事项】

1. 每次实验前必须制备新的标准品，重悬和稀释后的标准品不能重复使用。

2. 微球易沉积，吸出前必须充分混匀。

3. 混合的捕获微球按需求移到实验管中，多余的应弃掉，不可保存使用。

【思考题】

1. CBA 技术中如何区分包被不同细胞因子抗体的微球？

2. CBA 检测细胞因子有哪些优势？

3. CBA 检测细胞因子如何实现定量分析？

答案解析

（邓念华）

第五章 临床实验室及体外诊断试剂研发案例分析

定性免疫检验的质量控制与性能评价与验证一直是临床免疫检验重点关注的内容，特别是ISO15189医学实验室认可越来越受到医疗机构的重视。在认可评审中，定性免疫检验的质量管理常常出现不符合项。本章将对上述内容以临床案例的形式进行学习，同时增加了临床免疫诊断试剂研制的案例讨论。

实验二十七 定性免疫检验质量控制与性能验证案例分析

定性免疫检验包括纯定性免疫检验（以"阴性和阳性"报告结果）、半定量（以"滴度"形式报告结果）的免疫检验和以定量方式报定性结果的免疫检验等。针对该类检验活动，每检测日或分析批，应至少采用阴性和接近试剂盒临界值（Cut－off）的弱阳性（通常为2~4倍临界值）两个质控品进行质控。本节以某实验室开展的以半定量方式和定量方式报结果的定性项目为例，对定性免疫项目的质量控制和性能验证进行案例分析。

案例1：定性免疫项目的质量控制（定量方式报结果）

某实验室开展HCV抗体检测，采用化学发光法，为定性免疫检测。提供近期弱阳性质控数据如下，其中从6月1日开始，参考说明书推荐靶值作为质控靶值。从6月22日起开始更换试剂批号，质控在控（图27－1）。

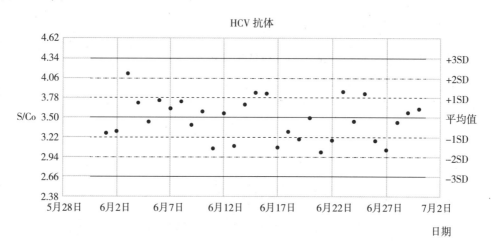

图27－1 HCV抗体质控图

问题

（1）定性项目质控品该如何选择？上述数据质控品浓度是否合适？

（2）发光类定性项目质控规则如何选择？从上述质控结果看，是否失控以及违背的规则？

（3）定性项目质控品靶值如何设定？本例中直接使用说明书的靶值是否正确？

（4）为保证检测系统的质量，每年应进行哪些性能验证？

（5）更换试剂批号时，应该如何进行验证？

参考答案

（1）质控品选择：阴性和弱阳性两水平质控品，其中弱阳性质控选用2~4倍Cut－off值的质控品。所选质控品S/Co值为弱阳性，恰当。

（2）质控规则：该法为以定量方式（S/Co）报定性结果的免疫检验，故可按定量检测项目质控规则来进行，利用 L－J 质控图，根据 Westgard 质控规则，选择至少一个偶然误差及一个系统误差规则，如 1－3s/2－2s 进行控制。从上述质控结果看，未发现有失控及违背规则情况出现。

（3）不可以直接使用说明书的靶值，以定量方式报结果的定性项目，质控靶值设定参照定量项目。应在更换质控品前，新老批号质控品平行测定至少 20 个点，以新批号剔除异常值或离群值后的累积均值，作为随后第 1 个月的靶值，1 个月后将前 20 个数据和第 1 个月在控数据均值作为下 1 个月靶值，之后逐月累积 3～5 个月，最终根据前 20 个数据和 3～5 个月的在控数据设定常用均值和标准差。

（4）需定期进行的性能验证或性能评估的内容包括精密度、符合率、检出限等内容。具体方法参照 WS/T 494—2017《临床免疫定性检验重要常规项目分析质量要求》，CNAS－GL038《临床免疫学定性检验程序性能验证指南》。

（5）更换试剂批号时，定性项目可用阴性、弱阳性、阳性样本或者质控品验证（首选患者样本）。使用 3 个样品需要全验证通过，5 个样品需要其中 4 个验证通过。弱验证通过，说明试剂验收合格，可沿用之前的靶值及标准差，如验证不通过，需考虑该批次试剂是否存在质量问题。

解析　质控靶值和标准差的设定需要新旧批号平行检测，以定量方式报告的定性项目，在制定靶值标准差时看参照定量项目要求。

案例 2：定性免疫项目的质量控制（半定量方式）

已知快速梅毒血浆反应素试验（RPR）是检测血清梅毒非特异性抗体的常用方法，为以滴度形式报告结果的定性方法（半定量）。某实验室采用 RPR 法检测血清样本，发现某患者 1 个月前检测结果为 1∶8，本次结果为 1∶1。因短期内变化较大，故怀疑是检测问题，用原试剂复测本次样本，结果仍是 1∶1。随后用甲苯胺红不加热血清试验（TRUST）检测本次样本，滴度为 1∶8，要求试剂厂家用同批号和不同批号的 RPR 试剂复测本次样本，结果均为 1∶8。

溯源过程中发现，近期更换新批号检测试剂，更换时对新批号试剂进行了试剂盒内部质控检测，但是未进行新旧批号样本平行比对，实验室每日进行质控在控，说明书对质控结果要求仅为阴阳性，无滴度数值。后经调查，该批次试剂运送过程中环境温度出现问题，导致试剂稳定性降低，最终导致检测结果异常。

问题

（1）报滴度的定性免疫检验，如何进行质量控制？

（2）报滴度的定性免疫检验，更换新批次试剂时，需要做哪些验证？

（3）若涉及不同人员的手工操作检验过程，需要采取何种方式保证结果可靠？

参考答案

（1）检测日进行质控检测，并做详细记录。每次实验应设置阴性、弱阳性和（或）阳性质控物。质控判断规则：阴性质控结果为阴性，对于报滴度的项目，弱阳性质控结果应该在靶值上下一个滴度。

（2）更换新批次试剂时，需要做新旧批号样本比对。选择一个阴性、一个弱阳性、一个强阳性，比较两个批号试剂的检测结果，三个样本全部符合为通过。

（3）需进行人员比对符合率评估，不同人员对同一批样本同时检测，比较结果是否一致。

解析　检测试剂出厂前经过验证，一般效价不会有太大问题，如果试剂质量出现问题，需要排除是否存在运输环节不规范。更换新批号试剂时，做好新旧批号样本平行比对，可以发现试剂质量的问题。定期进行不同人员比对，是为了保证不同检验人员对同一份样本的检测结果一致。

案例 3：化学发光类定性项目的性能验证

某实验室新开展梅毒血清特异性抗体检测（化学发光法，定性），开展前做如下验证。

（1）方法符合率

1）样本选择　选取阴性样本、阳性样本各 10 份（包含至少 5 份浓度略高于 Cut – off 值和 2 ~ 4 倍 Cut – off 值之间的弱阳性样本，1 份极高值阳性），共 20 份样本，随机每 4 份分成一组。采用参比方法和候选方法均每天按照患者样本检测程序进行平行检测一组样本，连续检测 5 天，阴阳性判定方式参照试剂说明书（S/Co≥1 判定为阳性），检测结果见表 27 – 1。

表 27 – 1　方法符合率验证

候选方法	参比方法（非诊断准确度标准）		总数
	阳性	阴性	
阳性	9	1	10
阴性	1	9	10
总数	10	10	20

2）结果计算

阳性符合率 = ［9/10］ ×100% =90%

阴性符合率 = ［9/10］ ×100% =90%

总符合率 = ［（9 +9）/10］ ×100% =90%

可接受标准：相同方法不同实验室≥80%。

3）结果　相同方法不同实验室，符合率验证通过。

（2）精密度验证（重复性）

1）样本选择　选取阴性样本、阳性样本各 1 份，按照患者样本检测程序进行检测。

2）验证过程　同一天内对样本进行至少 10 次重复测定，计算均值、SD 和 CV。在进行数据分析前，检查数据中的离群值。依据实验数据计算均值和标准差，结果参加表 27 – 2。

表 27 – 2　精密度验证结果

序号	阴性样本测值	阳性样本测值
1	0. 50	6. 01
2	0. 52	6. 73
3	0. 47	6. 18
4	0. 53	5. 90
5	0. 47	6. 14
6	0. 54	6. 39
7	0. 46	6. 36
8	0. 50	6. 73
9	0. 52	6. 36
10	0. 53	6. 55

3）结果计算

阴性样本 CV =5. 56%

阳性样本 CV =4. 42%

可接受标准：重复性 CV <6. 25%。

4）结果 精密度验证通过。

（3）检出限验证

1）样品稀释 选择某厂家标准物质，稀释至厂家声明的检出限浓度（0.08NCU/ml），首次检测结果见表27-3。

2）验证过程 同一天对检出限浓度的稀释标准品检测20次，结果见表27-4，计算阳性结果的占比，阴阳性判定方式参照试剂说明书（S/Co≥1判定为阳性）。

表27-3 不同稀释度标准品首次测值

稀释倍数	标准品浓度（NCU/ml）	测定值COI
原倍	2	13.66
1：25	0.08	1.06
1：30	0.067	0.97

表27-4 选定稀释度（1：25）标准品测值

序号	测值	序号	测值
1	1.03	11	1.04
2	1.05	12	1.11
3	1.12	13	1.09
4	1.01	14	1.06
5	1.02	15	1.06
6	1.10	16	1.02
7	1.07	17	1.10
8	1.03	18	1.02
9	1.00	19	1.08
10	1.03	20	1.06

3）可接受标准 如果≥95%的样本检出阳性，检出限验证验证即通过。

4）结果 测值100%阳性，本次验证该项目检出限为0.08NCU/ml，与说明书声明一致。

问题

（1）如果可以获得患者准确临床诊断信息和相应样本TPPA结果，符合率方案是否需要调整？

（2）精密度验证，样本浓度和数量选择是否恰当？

（3）检出限验证方案是否恰当？

（4）除了上述验证内容，还可以做哪些验证？

参考答案

（1）TPPA是梅毒血清特异性抗体中公认的特异性较好的方法，结合患者准确临床诊断信息，可以增加诊断符合率验证。验证方案简述如下。

样品选择：选取阴性样本20份（包含至少10份其他标志物阳性的样本）、阳性样本20份（包含至少10份浓度略高于Cut-off值和2~4倍Cut-off值之间的弱阳性样本，1份极高值阳性样本）。所有样本随机盲号法重新编号，并使用候选方法和参比方法检测，计算诊断灵敏度，诊断特异性、诊断符合率，均不低于厂商检验方法声明，则通过验证；如低于厂商检验方法声明，则未通过验证。

（2）临床免疫学定性检验程序若以量值或数值形式表达定性结果，精密度验证方法可参照CNAS-GL037《临床化学定量检验程序性能验证指南》，但样本选择有其特殊性，需要至少包含阴性、弱阳性和阳性样本,弱阳性样本通常为 2~4 倍 Cut-off 值,本例中阳性样本浓度选择不恰当。样本选择标准参照 CNAS-GL038《临床免疫学定性检验程序性能验证指南》,简述如下。

样本选择:选取阴性样本 2 份(至少 1 份其他标志物阳性样本)、阳性样本 3 份(包含至少 1 份浓度在 Cut-off 值和 2~4 倍 Cut-off 值之间的弱阳性,1 份极高值阳性样本),共 5 份样本,按照患者样本检测程序进行检测。

(3)本例检出限方案不恰当。检出限验证通常要求,在不同批内对稀释至厂商声明的检出限浓度的样本进行测定(如测定 5 天,每天测定 4 份样本),样本总数不得少于 20 个。本例中为单日内检测,属同一批内的检测。

(4)性能验证指标的选择应满足该项目的预期用途,临床免疫学定性检验程序的分析性能参数一般包括:符合率、精密度(重复性)、检出限、临界值、抗干扰能力、血清与血浆结果一致性等。实验室应根据不同检验项目的预期用途,选择对检验结果质量有重要影响的参数进行验证。

解析　实验室有时无法获得患者准确诊断信息,或检测项目缺乏金标准方法,此时可进行方法符合率验证,包括用候选方法评估已知能力验证或室间质评的样本以及不同方法学或(和)相同方法学在不同实验室之间的比对。

【思考题】

1. 化学发光类定性免疫项目,如果出现失控,应如何处理?
2. 对于报滴度的定性项目,为何做质控时需要关注滴度变化?

答案解析

(周剑锁)

实验二十八　临床免疫项目 ISO 15189 认可现场评审案例分析

微课/视频 1

ISO 15189 是一套由国际标准化组织(International Organization for Standardization,ISO)制定的标准。该标准目前使用的是 ISO 15189:2022 版本,用于评估和认证临床实验室质量管理体系是否符合国际标准要求,以确保各项测试结果的准确性和可靠性,是目前进行医学实验室认可的通用国际标准。中国合格评定国家认可委员会(China National Accreditation Service for Conformity Assessment,CNAS)是国内对医学实验室进行 ISO 15189 认可的唯一权威机构。ISO 15189 实验室的认可需要进行现场评审,涉及检验的前中后各个阶段,现场检查不符合项定义是不符合其程序或所制定质量管理体系的要求。我们以几个具体的案例分析临床免疫项目 ISO 15189 认可现场评审不符合项的处理过程。

案例 1

ISO 15189 临床免疫室现场查阅抗环瓜氨酸肽抗体质量控制图,检查发现当年 9 月由于质控图的漂移调整了靶值和标准差,但当月试剂和质控品均未更换,实验室未能提供质控图调整的依据和说明。

问题

(1)该不符合项所涉及的 ISO 15189 相关条例有哪些?
(2)该不符合项可能造成的临床影响有哪些?
(3)该不符合项需要进一步进行哪些改进?

参考答案

（1）该不符合项所涉及的相关 ISO 15189 条例包括：工作人员对 CNAS 相关准则理解不到位，对《室内质量控制程序》中关于质控品靶值设定和调整的要求执行不到位，对质控记录结果应该能有效检查出检测系统的趋势和漂移理解认识不够，未按照 CNAS 相关准则要求执行，即记录结果数据的方式应能检查出趋势和漂移。按照《室内质量控制程序》中关于质控图靶值设定和调整的要求和规定，所有项目质量控制图在无任何检测系统及相关条件改变的情况下，不能进行靶值和 SD 的更改，若有质控结果的趋势和漂移应充分寻找原因，并评估漂移和趋势对临床患者结果的风险影响。

（2）该不符合对临床可能造成的影响：调整靶值和 SD 可能掩盖部分失控点，且不能及时检查出趋势和漂移，不能真实反映质控结果对于失控的监控。

（3）该不符合项进一步需要进行的改进如下。

1）内部通知相关人员，立即停止不符合行为。

2）回溯抗环瓜氨酸肽抗体质控图，将试剂和质控品未更换的情况下调整了靶值和 SD 的质控图按照《室内质量控制程序》相关要求进行纠正。重新将抗环瓜氨酸肽抗体质量控制图的靶值和 SD 还原，设定靶值和 SD 统一更改为调整前的数值，从 8 月开始回溯所有质控点直至下一次试剂批号更换，所有检测结果均在控，未对质控的判断产生影响。综上所述，通过调查分析该不符合事实未对临床质控的监控和临床患者结果产生明显影响。

3）同时核查临床免疫室其余所有项目，若有类似情况的均予以纠正。

4）加强工作人员的学习，由临床免疫实验室技术组长组织临床免疫实验室全体人员分析本次不符合产生的根本原因，官宣纠正措施，并对《室内质量控制程序》中关于质控品靶值设定和调整的相关内容、漂移评估措施进行再培训和考核，要求全体人员应严格按照文件的规定执行。实验室再次进行：①质控品靶值设定原则；②质控品批号更换流程、试剂批号更换流程；③CNAS 应用要求相关培训及考核。

案例 2

现场查看 11 岁儿童淋巴细胞亚群报告单，其参考区间为 18 岁成人参考区间。实验室未能提供儿童淋巴细胞参考区间。

问题

（1）该不符合项所涉及的相关 ISO 15189 相关条例有哪些？

（2）该不符合项可能造成的临床影响有哪些？

（3）该不符合项进一步需要进行哪些改进？

参考答案

（1）该不符合项所涉及的相关 ISO 15189 条例包括：工作人员对《参考区间确定》中在选择参考个体时，要考虑儿童、中青年及老年人等所有年龄段人群的要求认识不够、执行不到位。参考区间年龄段设置不合理，未及时更新儿童淋巴细胞亚群参考区间。

（2）该不符合对临床可能造成的影响：儿童淋巴细胞亚群参考区间与成人淋巴细胞亚群参考区间有一定差异，使用成人参考区间会对儿童淋巴细胞亚群检测结果的精准评估产生一定影响。本实验室更新启用基于实验室自建的淋巴细胞亚群参考区间，但是对于儿童参考区间未及时更新，导致 0 ~ 17 岁淋巴细胞亚群报告采用了 18 ~ 30 岁的参考区间。

（3）该不符合项进一步需要进行的改进如下。

1）完善 SOP 以及临床服务指南中关于儿童淋巴细胞亚群参考区间的内容。

2）由临床免疫实验室技术组长组织临床免疫实验室全体人员学习，分析本次不符合产生的根本原因，官宣纠正措施，对于《参考区间确定》中在选择参考个体设定的相关内容进行再培训和考核，强化工作人员对项目参考区间设置要求的认识。

3）同时对专业组中其他项目的参考区间年龄设置进行核查，以避免类似的问题发生。

4）将参考区间的变更告知临床科室并加强临床沟通。

案例3

实验室2023年HBsAg化学发光法和电化学发光法比对及现场实验结果均显示在弱阳性区域存在显著差异，但实验室未能提供及时告知临床存在该差异的证据。

问题

（1）该不符合项所涉及的ISO 15189相关条例有哪些？

（2）该不符合项可能造成的临床影响有哪些？

（3）该不符合项进一步需要进行哪些改进？

参考答案

（1）该不符合项所涉及的相关ISO 15189条例为：工作人员对于CNAS相关体系文件《比对程序》的理解不充分。

（2）该不符合项可能造成的临床影响：实验室存在两种检测平台与方法，对于HBsAg低值阳性样本在敏感性和特异性上存在差异，实验室未能充分评估此种差异。实验室未能意识到需要将此种检测差异告知临床。

（3）该不符合项进一步需要进行的改进如下。

1）使用HBsAg标准品，在两个平台进行HBsAg的检出限评估，分析检出限的差异。

2）实验室通过回顾临床数据以及病例信息，抽样弱阳性区域的报告以及检出限存在差异部分的患者报告与临床科室医生联系，评估是否与当时临床实际情况相符。

3）完善临床服务指南中关于实验室两种平台和方法在HBsAg弱阳性区域存在差异的相关内容，通过HIS系统上线更新后的《实验医学科服务指南》，将实验室存在两种平台和方法告知临床，同时与重点科室临床联系，告知分析检出限的差异。

4）由科主任组织分析讨论后修订《比对程序》，对比对方案的选择依据做了详细描述，并具体建议了不同情况下的比对方案选择原则。修订了"评审不符合的处理"，详细描述了比对不通过时的进一步分析流程、建议采取的措施，新增《比对不通过处理记录表》表单模板。

5）由临床微生物实验室技术组长组织临床微生物实验室全体人员对于CNAS相关条款以及《比对程序》和服务指南的相关内容进行再培训和考核。比对不通过或未达到预期目标时，比对负责人员和实验室应该综合考虑多个因素，从操作流程、仪器设备、环境条件、样品质量等方面分析原因，并采取相应的纠正措施、预防措施或改进措施，以确保实验室的测试质量和可靠性。实施纠正措施后应重新进行方法比对；但如因方法不同造成比对结果有系统差异的，应通过《实验医学科服务指南》及检测报告单告知实验室服务的用户并解释差异所产生的影响，并通过风险评估等方式，确定相关项目后续的定期比对时机。

【思考题】

1. 什么是ISO 15189？

2. ISO 15189涉及的质量体系检查包括那些方面？

3. 简述临床对于ISO 15189不符合项目的处理流程。

答案解析

（李　壹）

实验二十九 酶联免疫吸附试验诊断试剂研制案例讨论

酶联免疫吸附试验（ELISA）是经典的标记免疫分析技术之一，它是将抗原抗体反应的特异性和酶高效催化反应的灵敏性有机结合而成的一种检测技术，广泛应用于基础医学的研究领域和医学检验的临床实验诊断中。医学检验中常用的 ELISA 检测方法根据反应原理不同主要有夹心法、间接法、竞争法、捕获法等，本实验以丙型肝炎病毒（hepatitis C virus，HCV）IgG 抗体检测试剂盒（酶联免疫法）为例，简要介绍其研制过程中涉及的主要组分、反应体系、性能评价和注意事项。

【实验原理】

丙型肝炎病毒 IgG 抗体诊断试剂盒（酶联免疫法）采用间接法原理，将待测样本加入已包被有 HCV 抗原的微孔中，充分反应后洗涤，加入酶标抗人 IgG，反应后形成 HCV 抗原 – 抗 HCV 抗体 – 酶标记抗人 IgG 复合物，洗涤后加入底物，复合物中的酶催化底物发生颜色反应，颜色强度与样本中 HCV IgG 抗体含量成正比。

【实验材料】

1. 主要原材料

（1）丙型肝炎病毒包被抗原　包括 HCV 结构区 core 抗原和非结构区 NS3 抗原。

（2）酶标记抗体　鼠抗人 IgG 单克隆抗体，采用过碘酸钠法交联鼠抗人 IgG 和辣根过氧化物酶。

2. 关键辅材

（1）包被板　聚苯乙烯微孔板，具有较强的吸附或结合蛋白质功能，并能保留其免疫反应性。

（2）牛血清白蛋白（BSA）　牛血清第五组分，包含 583 个氨基酸，分子量约为 66kDa，用于封闭微孔板和配制酶结合物稀释液。

（3）酪蛋白（Casein）　牛奶中的主要蛋白质，疏水性较强，在液相中聚合呈胶束状，用于配制样本稀释液和配制酶结合物稀释液。

（4）底物　常用四甲基联苯胺（TMB），在 HRP 的催化下，被 H_2O_2 氧化生成蓝色产物。在加入酸终止后，产物转变为黄色，最大吸收峰为 450nm。

【实验试剂与器材】

1. 试剂　包被液（pH 9.6、0.05mol/L 碳酸盐缓冲液）、洗涤液（pH 7.4、0.01mol/L 磷酸盐缓冲液）、封闭液（pH 7.4、0.02mol/L 磷酸盐缓冲液 + 1% BSA + 0.5% Casein）、酶稀释液（pH 7.4、0.05mol/L Tris – HCl 缓冲液 + 1% BSA）、样本稀释液（pH 7.4、0.05mol/L Tris – HCl 缓冲液 + 0.5% Casein）、显色剂 A 和显色剂 B、终止液（2mol/L H_2SO_4）。

2. 器材　恒温水浴箱、移液器、酶标仪及洗板机。

【实验步骤】

1. 抗原包被板的制备　将待包被抗原用包被液稀释至一定浓度（通常是 0.1 ~ 4μg/ml），混匀后室温静置 30 分钟，每孔 100μl 均匀加入包被板微孔中，放置于 4℃冰箱中过夜；弃去包被液，洗涤 1 次，拍干后加入封闭液，每孔 120μl，放置于 4℃冰箱中过夜；弃去封闭液，拍干，放置干燥间（湿度

<40%）干燥过夜。最后将干燥后的微孔板装入铝箔袋，放入干燥剂后密封，2～8℃保存。

注：加样过程中避免出现气泡，以免影响实验结果。

2. 酶结合物工作液的制备 用酶稀释液将辣根过氧化物酶标记的抗人 IgG 抗体按一定的比例稀释（通常是 1∶16000～1∶500），混匀后分装，2～8℃保存。

3. 阴阳性对照的制备

（1）阴性对照 经灭活处理的 HCV 抗体检测为阴性的人血清或血浆。

（2）阳性对照 经灭活处理的 HCV 抗体检测为阳性的人血清或血浆。

4. 反应体系的建立

（1）样本稀释 间接法检测 HCV IgG 抗体，需对样本稀释，稀释的目的主要是降低非特异性结合造成的假阳性和高本底信号。常见的样本稀释比例为 1∶100～1∶10，定性检测样本一般 1∶10 稀释可以满足要求。

（2）加样量和加样顺序 定性检测 HCV IgG 抗体，样本 1∶10 稀释，即在微孔板中加入 90μl 样本稀释液和 10μl 样本；反应结束后洗涤微孔板，加入酶结合物工作液，每孔 100μl；反应结束后洗涤微孔板，依次每孔加入 50μl 显色剂 A 和 50μl 显色剂 B；显色结束后每孔加终止液 50μl，用酶标仪检测结果。

（3）反应步骤和反应时间 丙型肝炎病毒（HCV）IgG 抗体检测试剂盒反应步骤为两步：第一步，样本与微孔板上包被的 HCV 抗原反应，37℃温育 60 分钟，洗涤去除未反应的其他物质；第二步，酶结合物与结合在微孔板上的 HCV 抗体反应，37℃温育 30 分钟，洗涤去除未反应的其他物质。之后显色反应，加入显色剂 A 和显色剂 B，37℃温育 30 分钟；最后，加入终止液终止反应（图 29－1）。

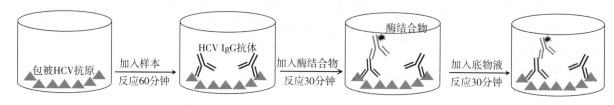

图 29－1 反应步骤和反应时间

（4）包被抗原浓度和酶标记抗体浓度的选定 采用棋盘滴定法选择最佳的包被浓度和酶标抗体的工作浓度，一般抗原包被浓度 0.1～4μg/ml，酶标记抗体稀释倍数选择 1∶16000～1∶500，检测阳性和阴性样本，选择阳性样本 OD 值在 2.0 左右，阴性样本 OD 值小于 0.1 的组合（表 29－1）。

表 29－1 包被抗原和酶标记抗体最适浓度稀释比例测定

包被浓度（μg/ml）	标记浓度										
	1∶500		1∶1000		1∶2000		1∶4000		1∶8000		1∶16000
4	阳性（+）	阴性（-）	阳性（+）	阴性（-）	阳性（+）	阴性（-）	阳性（+）	阴性（-）	阳性（+）	阴性（-）	阳性（+）	阴性（-）
2	阳性（+）	阴性（-）	阳性（+）	阴性（-）	阳性（+）	阴性（-）	阳性（+）	阴性（-）	阳性（+）	阴性（-）	阳性（+）	阴性（-）
1	阳性（+）	阴性（-）	阳性（+）	阴性（-）	阳性（+）	阴性（-）	阳性（+）	阴性（-）	阳性（+）	阴性（-）	阳性（+）	阴性（-）
0.5	阳性（+）	阴性（-）	阳性（+）	阴性（-）	阳性（+）	阴性（-）	阳性（+）	阴性（-）	阳性（+）	阴性（-）	阳性（+）	阴性（-）
0.25	阳性（+）	阴性（-）	阳性（+）	阴性（-）	阳性（+）	阴性（-）	阳性（+）	阴性（-）	阳性（+）	阴性（-）	阳性（+）	阴性（-）
0.125	阳性（+）	阴性（-）	阳性（+）	阴性（-）	阳性（+）	阴性（-）	阳性（+）	阴性（-）	阳性（+）	阴性（-）	阳性（+）	阴性（-）

（5）临界值的确定　定性检测试剂盒的临界值（Cut–off value，Co）又称阳性判断值，在间接法中检测结果大于临界值判断为"阳性"，低于临界值判断为"阴性"。临界值的建立对试剂盒的研制过程至关重要，直接关系到试剂盒的灵敏度和特异性。常用的临界值建立方法一般有以下三种。

1）阴性对照 OD 值 + 常数　此方法是依据非丙肝患者样本的 OD 值分布所建立的，非丙肝患者人群的选择应包含不同年龄、性别、其他非健康状态等，检测的样本量应不低于 500 例，样本量越多，临界值的确定越准确。统计所有样本的 OD 值，若结果呈正态分布，可以阴性对照 OD 值平均值 + 常数作为临界值，常数 = 阴性样本的 2 ~ 3SD（标准差）。

2）使用阴性血清测定结果均值的 2 或 3 倍　此方法是取一定数量的阴性血清样本，使用酶联免疫检测试剂盒进行测定，取阴性样本的平均值。若上述阴性样本的平均值为 X，则该次测定的 Cut–off 值为 $2X$ 或 $3X$。例如，试剂盒结果判定以 S（样本测值）/N（阴性对平均测值）≥2.1 为阳性，其依据即是以阴性参考血清的 2.1 倍作为 Cut–off 值。通常为了避免阴性样本测值过低导致的 Cut–off 值过低，还会规定阴性样本平均测值达不到某一特定值，如 0.05 时，以 0.05 计算，即 Cut–off 值不低于0.10。采用这种方法设定 Cut–off 值，可以有效避免假阳性结果的出现，但易导致假阴性结果较多，是一种非常粗糙的 Cut–off 值设定方法。

以上两种方法仅考虑了阴性样本的分布范围，未考虑阳性样本的分布范围，可能会导致建立的临界值不合适。

3）ROC 曲线（receiver operating characteristic curves，受试者工作曲线）　描述的是特定的检验方法的灵敏度（真阳性率）与假阳性率之间的关系，根据这种关系可确定区分正常与异常的最适分界点。

选择临床诊断为丙肝的患病人群，以及非丙肝患者的人群，年龄均匀分布。要求样本数不少于1000 例，其中阳性样本数应至少占到总体样本数的 30%。统计测得的结果，根据所假设的不同 Cut–off 值计算特异性、灵敏度（TPR）和假阳性率（FPR），绘制 ROC 曲线，并计算不同临界值系数下的Youden 指数（灵敏度 + 特异性 – 1），Youden 指数最高点定义为试剂盒的最适临界值。

此方法不仅可用于不同检验方法之间的比较，还可以用于对检验项目临床准确性的评价及决定正常和异常的分界点。用 ROC 曲线法确定临界值兼顾了灵敏度和特异性，相对更加准确。

5. 试剂盒性能评估

（1）样本类型　如产品同时适用于血清和血浆，可采用同源比对方式验证不同采血管样本的可比性，包括普通管、促凝管、分离胶管、EDTA 盐抗凝管、枸橼酸钠抗凝管、肝素抗凝管。如适用于静脉全血样本，可采用同源比对方式验证样本的可比性，并至少进行最低检出限和重复性的研究。

（2）临床符合率　产品与临床诊断标准比对时（高水平比对），结果以临床灵敏度和临床特异性表示。产品与实验室当前使用的方法比对时（低水平比对），一般选择与待评价方法相同的方法，进行一致性比较，结果以阳性符合率和阴性符合率表示。方法学比较所用的样本要有代表性，包括丙肝患者不同感染阶段样本、参考样本盘、不同亚型感染者的样本、潜在干扰的非丙肝患者样本等。参考盘样本的结果经过严格标定，并可溯源至可靠的检测方法或临床诊断。样本数量基于评价方法的预期用途和疾病流行病学数据，至少包括阴阳性样本各 20 例。

（3）最低检出限　采用国家参考品进行检定，阳性反应不得少于 2 份（≥2/4）；或采用经国家参考品标化的参考品进行检定，应符合要求。

（4）精密度　采用国家参考品或经国家参考品标化的参考品进行检定，CV（%）应不大于 15%（$n = 10$）。

（5）稳定性

1）热稳定性试验　将试剂盒于 37℃ 放置 7 天，临床符合率、最低检出限、精密度应符合要求。

2）实时稳定性试验　将试剂盒在 14 个月（有效期后 2 个月）检测并分析评估其性能，各项性能指标应符合要求。

（6）交叉反应　对丙型肝炎病毒的近缘微生物抗体，易引起相同或相似的临床症状及易合并感染的微生物抗体进行交叉反应验证。交叉反应用临床样本中相关病原体抗体滴度水平应较高，并且抗体类型应与被测抗体类型一致，对检测结果无显著影响。

（7）干扰试验　内源性干扰物质：血红蛋白、胆红素、脂类、类风湿因子、其他自身免疫性抗体（如 ANA、抗 ENA 等）、异嗜性抗体（如 HAMA）、总 IgG、总 IgM。常见治疗性药物：不同种类的抗菌药物、干扰素、常见的抗病毒药物、直接抗病毒药物（DAA）、症状相关其他经验性药物等，对检测结果无明显干扰。

【实验结果】

有效性判断：阴性对照平均 OD 值不高于 0.1；阳性对照平均 OD 值大于 2.0。

S/Co = 待测样本 OD 值/临界值。

S/Co≥1.00 时，结果判为阳性；S/Co＜1.00 时，结果判为阴性。

【试剂盒检定】

国家参考品的检测：30 份阳性样本、30 份阴性样本、4 份灵敏度和 1 份精密性参考品。

检测结果：阳性参比品 ≥ 29/30；阴性参比品 ≥ 29/30；灵敏度参比品：≥ 2/4；精密性：CV%≤15%。

【注意事项】

1. 主要原材料的选择对试剂盒的灵敏度、特异性至关重要，筛选合适的原材料可以满足对临床试剂盒的性能需求。

2. 抗原包被浓度对试剂盒各性能有一定影响，在试剂盒研制过程中应充分验证并选择合适的包被浓度。

3. 实验过程中应避免出现气泡或粘在微孔板壁上，避免造成不正确的检测结果。

4. 使用 ROC 曲线法建立临界值，应尽量选更多有代表性的人群样本。

5. 本试剂盒用于血清或血浆样本的测定，用于其他体液样本测定的可靠性尚未得到充分确认。

6. 免疫功能受损或接受免疫抑制治疗的患者，如人类免疫缺陷病毒（HIV）感染或器官移植后接受免疫抑制治疗的患者，其血清学抗体检测的参考价值有限，可能会导致错误的医学解释。

7. 严重溶血、脂血或浑浊的样本可能会造成不正确的检测结果，避免使用此类样本。

【思考题】

1. 间接法酶联免疫吸附试验为什么要对样本进行不同比例的稀释？

2. 丙型肝炎与血清中的丙型肝炎病毒 IgG 抗体阳性有何关系？

答案解析

（李桂林）

附　录

附录一　免疫学实验缓冲液的配制

1. 标准缓冲液的配制（用于校正 pH 计的标准缓冲液）

	酒石酸盐	邻苯二甲酸盐	中性磷酸盐	硼酸盐
缓冲物	$KHC_4H_4O_6$	$KHC_8H_4O_4$	KH_2PO_4 （a） Na_2HPO_4 （b）	$Na_2B_4O_7 \cdot 10H_2O$
g/L 溶液 （25℃）	25℃饱和	10.12	a：3.39 b：3.53	3.80
Mol/L	0.034	0.04958	0.02490 *	0.009971
密度（g/L）	1.0036	1.0017	1.0028	0.9996
pH（25℃）	3.557	4.008	6.865	9.180
稀释值 ΔpH1/2	+0.049	+0.052	+0.080	+0.01
缓冲容量 β	0.027	0.016	0.029	0.020
温度系数 Δt℃	−0.0014	+0.0012	−0.0028	−0.0082

*：a、b 均为此浓度。

2. 0.2mol/L 磷酸盐缓冲液（PBS）的配制（pH 5.7～8.0）

A 液（0.2mol/L Na_2HPO_4）：$Na_2HPO_4 \cdot 12H_2O$ 71.64g 或 Na_2HPO_4 28.4g，加蒸馏水至 1000ml。

B 液（0.2mol/L NaH_2PO_4）：$NaH_2PO_4 \cdot 12H_2O$ 67.2g 或 $NaH_2PO_4 \cdot 2H_2O$ 31.21g，加蒸馏水至 1000ml。按下表配制。

A 液 + B 液混合后，再按 8.5g/L 加入 NaCl 即可。

pH	0.2mol/L	0.2mol/L	pH	0.2mol/L	0.2mol/L
25℃	Na_2HPO_4（ml）	NaH_2PO_4（ml）	25℃	Na_2HPO_4（ml）	NaH_2PO_4（ml）
5.7	6.5	93.5	6.9	55.0	45.0
5.8	8.0	92.0	7.0	61.0	39.0
5.9	10.0	90.0	7.1	67.0	33.0
6.0	12.3	87.7	7.2	72.0	28.0
6.1	15.0	85.0	7.3	77.0	23.0
6.2	18.5	81.5	7.4	81.0	19.0
6.3	22.5	77.5	7.5	84.0	16.0
6.4	26.5	73.5	7.6	87.0	13.0
6.5	31.5	68.5	7.7	90.0	10.0
6.6	37.5	62.5	7.8	91.5	8.5
6.7	43.5	56.5	7.9	93.0	7.0
6.8	48.5	51.5	8.0	94.7	5.0

3. 0.015mol/L、pH 6.4 PBS 的配制 取 0.2mol/L NaH_2PO_4 110.3ml，0.2mol/L Na_2HPO_4 39.8ml，NaCl 17.5g，加蒸馏水至 2000ml。

4. 1/15mol/L PBS 的配制

A 液（1/15mol/L Na_2HPO_4）：$Na_2HPO_4·12H_2O$ 23.87g 或 Na_2HPO_4 9.47g，加蒸馏水至 1000ml。

B 液（1/15mol/L KH_2PO_4）：KH_2PO_4 9.07g 加蒸馏水至 1000ml。按下表配制。

A 液 + B 液混合后，再按 8.5g/L 加入 NaCl 即可。

pH	1/15mol/L Na_2HPO_4（ml）	1/15mol/L KH_2PO_4（ml）	pH	1/15mol/L Na_2HPO_4（ml）	1/15mol/L KH_2PO_4（ml）
5.2	1.8	98.2	6.9	55.2	44.8
5.3	2.6	97.4	7.0	61.1	38.9
5.4	3.6	96.4	7.1	66.6	33.4
5.5	4.2	95.8	7.2	72.0	28.0
5.6	5.2	94.8	7.3	76.8	23.2
5.7	6.7	93.3	7.4	80.8	19.2
5.8	8.4	91.6	7.5	84.1	15.9
5.9	10.0	90.0	7.6	87.0	13.0
6.0	12.3	87.7	7.7	89.4	10.6
6.1	16.0	84.0	7.8	91.5	8.5
6.2	19.1	80.9	7.9	93.1	6.9
6.3	22.6	77.4	8.0	94.4	5.6
6.4	27.0	73.0	8.1	95.7	4.3
6.5	31.8	68.2	8.2	96.8	3.2
6.6	37.0	63.0	8.3	97.5	2.5
6.7	43.4	56.6	8.4	98.0	2.0
6.8	49.2	50.8			

5. 0.05mol/L 甘氨酸 – HCl 缓冲液的配制 50ml 0.2mol/L 甘氨酸（15.01g/L）+ Xml 0.2mol/L HCl 混合，加蒸馏水至 200ml。按下表配制。

pH	0.2mol/L HCl（ml）	pH	0.2mol/L HCl（ml）	pH	0.2mol/L HCl（ml）
2.2	44.0	2.8	16.8	3.4	6.4
2.4	32.4	3.0	11.4	3.6	5.0
2.6	24.2	3.2	8.2		

6. 不同 pH 硼酸盐缓冲液

0.2mol/L 硼酸（H_3BO_3）：硼酸 12.37g 加水至 1000ml。

0.5mol/L 硼砂（$Na_2B_4O_7$）：硼砂 19.07g 加水至 1000ml。按下表配制。

pH	0.05mol/L 硼砂（ml）	0.2mol/L 硼砂（ml）	pH	0.05mol/L 硼砂（ml）	0.2mol/L 硼砂（ml）
7.4	1.0	9.0	8.2	3.5	6.5
7.6	1.5	8.5	8.4	4.5	5.5
7.8	2.0	8.0	8.7	6.0	4.0
8.0	3.0	7.0	9.0	8.0	2.0

7. pH 8.4、0.1mol/L 硼酸盐缓冲液　取硼砂（$Na_2B_4O_7 \cdot 10H_2O$）4.29g，硼酸（H_3BO_3）3.4g，加蒸馏水至 1000ml。

8. 0.2mol/L 醋酸 – 醋酸钠缓冲液（pH 3.7~5.8）

0.2mol/L 醋酸钠：称取 $CH_3COONa \cdot 3H_2O$ 27.22g，加蒸馏水至 1000ml。

0.2mol/L 醋酸：取冰醋酸 11.7ml，加蒸馏水至 1000ml。按下表配制。

pH (18℃)	0.2mol/L NaAc（ml）	0.2mol/L HAc（ml）	pH (18℃)	0.2mol/L NaAc（ml）	0.2mol/L HAc（ml）
3.7	10.0	90.0	4.8	59.0	41.0
3.8	12.0	88.0	5.0	70.0	30.0
4.0	18.0	82.0	5.2	79.0	21.0
4.2	26.5	73.5	5.4	86.0	14.0
4.4	37.0	63.0	5.6	91.0	9.0
4.6	49.0	51.0	5.8	94.0	6.0

9. Na_2HPO_4 – 枸橼酸缓冲液的配制

0.2mol/L Na_2HPO_4：$Na_2HPO_4 \cdot 12H_2O$ 71.64g 或 $Na_2HPO_4 \cdot 2H_2O$ 35.61g 或 Na_2HPO_4 28.4g，加蒸馏水至 1000ml。

0.1mol/L 枸橼酸：枸橼酸 $\cdot H_2O$ 21.01g，加蒸馏水至 1000ml。

pH	0.2mol/L Na_2HPO_4（ml）	0.1mol/L 枸橼酸（ml）	pH	0.2mol/L Na_2HPO_4（ml）	0.1mol/L 枸橼酸（ml）
2.2	4.0	196.0	5.2	107.2	92.8
2.4	12.4	187.6	5.4	111.5	88.5
2.6	21.8	178.2	5.6	116.0	84.0
2.8	31.7	168.3	5.8	120.9	79.1
3.0	41.1	158.9	6.0	126.3	73.7
3.2	49.4	150.6	6.2	132.2	67.8
3.4	57.0	143.0	6.4	138.5	61.5
3.6	64.4	135.6	6.6	145.5	54.5
3.8	71.0	129.0	6.8	154.5	45.5
4.0	77.1	122.9	7.0	164.7	35.3
4.2	82.8	117.2	7.2	173.9	26.1
4.4	88.2	111.8	7.4	181.7	18.3
4.6	93.5	106.5	7.6	187.3	12.7
4.8	98.6	101.4	7.8	191.5	8.5
5.0	103.0	97.0	8.0	194.5	5.5

10. 0.05mol/L Tris – HCl 缓冲液　50ml 0.1mol/L 三羟甲基氨基甲烷（12.11g/L）＋Xml 0.1mol/L HCl，加蒸馏水至 100ml。按下表配制。

pH 4℃	pH 25℃	pH 37℃	0.1mol/L HCl（ml）	pH 4℃	pH 25℃	pH 37℃	0.1mol/L HCl（ml）
	7.1		45.7	8.7	8.1	7.8	26.2
	7.2		44.7	8.8	8.2	7.9	22.9
	7.3		43.4	8.9	8.3	8.0	19.9
	7.4		42.0	9.0	8.4	8.1	17.2
8.1	7.5	7.2	40.3	9.1	8.5	8.2	14.7
8.2	7.6	7.3	38.5	9.2	8.6	8.3	12.4

pH			0.1mol/L	pH			0.1mol/L
4℃	25℃	37℃	HCl（ml）	4℃	25℃	37℃	HCl（ml）
8.3	7.7	7.4	36.6	9.3	8.7	8.4	10.3
8.4	7.8	7.5	34.5	9.4	8.8	8.5	8.5
8.5	7.9	7.6	32.0		8.9		7.0
8.6	8.0	7.7	29.2				

11. 0.2mol/L Tris - HCl 缓冲液（pH 7.6） 将 0.2mol/L Tris（24.23g/L）用 1mol/L HCl 调节 pH 至 7.6。

12. 0.1mol/L 巴比妥钠 - HCl 缓冲液 100ml 0.2mol/L 巴比妥钠（41.24g/L）+ Xml 1mol/L HCl 混合，加蒸馏水至 200ml。按下表配制。

pH（18℃）	1mol/L HCl（ml）	pH（18℃）	1mol/L HCl（ml）	pH（18℃）	1mol/L HCl（ml）
6.8	18.4	7.8	11.47	8.8	2.52
7.0	17.8	8.0	9.39	9.0	1.65
7.2	16.7	8.2	7.21	9.2	1.13
7.4	15.3	8.4	5.21	9.4	0.7
7.6	13.4	8.6	3.82	9.6	0.35

13. pH 8.6、0.05mol/L 巴比妥缓冲液 称取巴比妥钠 10.3g，巴比妥 1.84g，加蒸馏水至 1000ml，使之完全溶解。

14. pH 8.2、0.1mol/L 巴比妥缓冲液

（1）称取巴比妥钠 20.6g，巴比妥 3.68g，溶于 750ml 煮沸冷至 95℃的蒸馏水中。

（2）称取乙二胺四乙酸二钠（EDTA 二钠）3.7g，溶于蒸馏水 200ml 中。

（3）在二液混合后加硫柳汞（或叠氮钠）100mg，然后用 NaOH 调 pH 至 8.2，最后加蒸馏水至 1000ml。

15. pH 7.4 巴比妥缓冲液（BBS） 称取 NaCl 85g，巴比妥 5.75g，巴比妥钠 3.75g，$MgCl_2$ 1.017g，$CaCl_2$ 0.166g，逐一加入热蒸馏水中溶解，冷却后加蒸馏水至 2000ml，制成贮存液，4℃保存。应用时，取 1 份贮存液加 4 份蒸馏水稀释配制成应用液，当日使用。

16. 0.1mol/L 碳酸盐缓冲液

0.1mol/L Na_2CO_3：称取 $Na_2CO_3 \cdot 10H_2O$ 28.62g 加蒸馏水至 1000ml。

0.1mol/L $NaHCO_3$：称取 $NaHCO_3$ 8.40g 加蒸馏水至 1000ml。按下表配制。

pH		0.1mol/L	0.1mol/L	pH		0.1mol/L	0.1mol/L
20℃	37℃	Na_2CO_3（ml）	$NaHCO_3$（ml）	20℃	37℃	Na_2CO_3（ml）	$NaHCO_3$（ml）
9.16	8.77	10	90	10.14	9.90	60	40
9.40	9.12	20	80	10.28	10.08	70	30
9.51	9.40	30	70	10.53	10.28	80	20
9.78	9.50	40	60	10.83	10.57	90	10
9.90	9.72	50	50				

注：Ca^{2+}、Mg^{2+} 存在时不得使用。

17. 0.1mol/L、pH 8.2 甘氨酸缓冲盐水 称取甘氨酸 7.5g、NaCl 8.5g，加蒸馏水至 1000ml，用 1N NaOH 2~3ml 调节 pH 至 8.2。

附录二 常用实验动物的抓取固定、注射和采血方法

一、抓取固定

（一）小鼠

1. 抓取 用右手抓取鼠尾并提起，将小鼠置于鼠笼盖上，使其向前爬行，右手向后拉鼠尾，左手拇指和食指迅速抓住小鼠的两耳和颈部皮肤，将鼠体置于左手心中，翻转鼠体，把后肢拉直，以无名指和小指按住鼠尾及一侧的后肢。这种抓取方法多用于灌胃以及肌内、腹腔和皮下注射等。

2. 固定 当进行心脏采血、解剖和手术等实验时，必须固定小鼠。首先使小鼠呈仰卧位（必要时先进行麻醉），用大头钉将前后肢固定在腊板上；行尾静脉注射时，可用小鼠尾静脉注射架固定。

（二）大鼠

1. 抓取 大鼠比较凶猛，抓取时要防止被咬伤手指，通常应带上帆布手套。同抓取小鼠一样，使其在鼠笼上向前爬行，右手向后拉鼠尾，左手拇指和食指迅速抓住大鼠的两耳和颈部皮肤，将鼠体置于左手心中，翻转鼠体，余下三个手指紧捏鼠背皮肤，并调整好大鼠处于手中的姿势。此方法适于灌胃、腹腔注射、肌内和皮下注射。

2. 固定 大鼠手术或解剖时，手术前需将大鼠麻醉，并固定于实验板上；行尾静脉注射时，可采用大鼠固定盒固定。

（三）豚鼠

先用手掌迅速扣住鼠背，抓住其肩胛上方，以左手食指和中指扣住豚鼠的颈部，拇指固定住其右前肢，将左前肢夹于无名指与中指之间，另一只手固定住双后肢并轻轻托住臀部。

（四）兔

1. 抓取 家兔比较驯服，一般不会咬人，但脚爪较锐利，抓取时，家兔会使劲挣扎，要特别注意其四肢，防止被其抓伤。准确的抓取方法是：轻轻启开兔笼门，将手伸入笼内，从头前部阻拦它跑动，兔便安静匍伏不动，此时，用右手把两耳轻轻地压于手心内，并抓住颈背部皮肤将兔提起，然后用左手托住臀部，使兔身的重量大部分落在左手掌上。抓取时不能抓兔耳提取家兔，虽然家兔两耳较长，但并不能承担全身重量，导致损伤两耳，则给兔耳静脉采血或注射等实验带来极大的不便；也不要拖拉家兔的四肢，以免实验者被其抓伤或造成怀孕母兔的流产；提抓腰部会造成两肾的损伤；提抓背部而不托住臀部或腹部会造成皮下出血。

2. 固定 家兔的固定可根据需要而定，常用的方法如下。

（1）盒式固定 常应用于经口给药，兔耳血管注射、采血或观察兔耳血管变化。

（2）台式固定 常应用于兔脑内接种，颈部、胸部等手术，兔静脉采血或测量血压、呼吸等实验。

（3）马蹄形固定 常用于腰背部，尤其是颅脑部位的实验。用马蹄形固定器可使兔取用背卧位和腹卧位，是研究中常采用的固定方法。

二、注射

（一）皮下注射

先局部消毒后，以左手拇指和食指提起皮肤，然后右手持注射器将针头水平刺入皮下，后放松左手，感觉针头可随意拨动无阻力时，将药液慢慢注入，注射部位随即隆起则表示注入皮下，注射完毕，用棉球压住针刺处，拔出针头，以防药液外溢。不同种类的实验动物注射部位也不同，一般小鼠与大鼠在腹部两侧，小鼠注射量为 0.1~0.5ml，大鼠注射量为 0.5~1.0ml；豚鼠在后大腿的内侧或小腹部，注射量为 0.5~2.0ml；家兔通常选取背部、大腿内侧或耳根部，注射量为 1.0~3.0ml。

（二）皮内注射

注射部位以实验动物背部两侧皮肤为宜，并以白毛处为佳。先将注射部位的被毛剪去，消毒后，用左手拇指和食指按住皮肤并绷紧，右手持注射器，将针头紧贴皮肤表层平刺入绷紧的皮内，然后向上挑起再稍刺入，缓慢注入药液，注射时感到有阻力且注射完毕后皮肤出现小圆形丘状隆起即为注入皮内。皮内接种要慢，否则容易使皮肤胀裂或自针孔溢出药液而散播传染。皮内注射量一般为 0.1~0.2ml。

（三）肌内注射

应选择肌肉发达、无大血管通过的部位，豚鼠与家兔一般多选臀部，大鼠与小鼠一般选取大腿内侧或外侧。注射时针头应垂直迅速刺入肌肉，回抽针栓如无回血即可注射药液。小鼠注射量为 0.1~0.2ml；大鼠注射量为 0.2~0.5ml；豚鼠注射量为 0.2~0.5ml；家兔注射量为 0.5~1.0ml。

（四）腹腔注射

大、小鼠腹腔注射时，左手抓住动物，使腹部向上，右手将注射针头于下腹部左侧或右侧刺入皮下，向前平推针头 0.5~1.0cm，再以 45°角刺入腹腔，固定针头，缓缓注入药液，注射时应无阻力，注射后皮肤应无疱隆起。为避免伤及内脏，可使动物处于头低位，使内脏倾向前腔。若实验动物为家兔，注射时将家兔采取仰卧固定，进针部位为下腹部的腹白线离开 1cm 处。小鼠注射量为 0.2~1.0ml；大鼠注射量为 1.0~3.0ml；豚鼠注射量为 2.0~5.0ml；家兔注射量为 5.0~10.0ml。

（五）静脉注射

1. 家兔　注射部位以兔耳外缘静脉为宜，如需多次注射，可先从耳尖处开始，以免损伤的血管形成血栓，影响下次注射。将家兔固定，选一侧耳缘静脉，轻轻弹兔耳并以酒精涂擦，用拇指及食指紧压耳根部，使兔耳静脉怒张。以左手拇指和中指夹住兔耳，以食指垫于耳外缘静脉下，消毒耳尖皮肤，右手持注射器沿血管平行方向刺入，试推进少量注射液，如无阻力且局部也无隆起，表示已进入静脉，将注射液缓缓注入。若失败，再逐步向耳根部移位重新注射。注射完毕，用棉球压住针刺处，拔出针头，防止注射液溢出。

2. 小鼠　选取尾部两侧静脉注射。固定小鼠使尾巴露出或用一大烧杯扣住小鼠露出尾巴，用 60℃左右的温水擦拭，或用二甲苯棉球擦拭，使尾部静脉扩张。取出尾巴，擦干消毒，在末端 1/3 或 1/4 处用左手捏住尾巴，右手持注射器，将针头从鼠尾侧方静脉刺入，试注入少许注射液，若已刺入静脉，静脉会出现一条白线；如阻力大有隆起则提示针头不在静脉中，应另行注射。注射时多选用 $4\frac{1}{2}$ 号针头。最大注射量为 0.5ml。

三、采血

（一）小鼠

1. 断尾采血　当所需血量较少时采用此法。将小鼠固定，露出尾巴并消毒，将鼠尾浸于45℃左右的温水中数分钟或用酒精棉球涂擦，使尾部血管充盈。将鼠尾擦干，用剪刀剪去尾尖1～2mm。然后用手指从尾根部向尾尖捋，血即自由流出。采血结束后，伤口消毒并压迫止血。此法采血每只小鼠可采十余次，每次可采血约0.1ml。

2. 眼眶后静脉丛采血　用左手抓取小鼠并固定，然后将小鼠头部按在平板上，轻轻压迫颈部两侧，使小鼠眼球充分突出，眶后静脉丛充血。右手持毛细采血管（内径为1～1.5mm，长为7～10cm）或续接7号针头的1ml注射器，从内眼角与眼球之间以45°角轻轻向眼底方向刺入，并向下旋转，刺入2～3mm，当感到有阻力时停止向下刺入，同时边旋转采血管边退出0.1～0.5mm，边退边吸血，当得到所需血量后，即除去颈部压力，同时将采血器拔出。可在数分钟后同一穿刺孔部位重复采血。体重20～25g的小鼠每次可采血0.2～0.3ml。

3. 摘除眼球采血　用左手抓取小鼠并固定，压迫颈部使眼球突出，将鼠倒置，右手取一眼科弯镊或弯头小止血钳，迅速摘除眼球，并将眼球后包膜捅破，血液快速自眼眶流出或喷出，直至达到取血量。一般可取动物体重4%～5%的血液量。此种方法为一次性取血，取血后动物死亡。

（二）豚鼠

1. 心脏采血　将豚鼠固定，胸腹部朝上，消毒皮肤，用左手探明心脏搏动最强部位，通常在胸骨左缘的正中进针，如果刺中心脏，注射器有搏动感，血液随心脏搏动进入注射器，迅速抽取血液。若抽不出血液，可把针慢慢进入或退出，切不可在胸腔内左右摆动，以免划破心、肺，引起死亡。由于豚鼠身体较小，也可由助手握住前后肢来进行采血（参照豚鼠的抓取固定方法）。每次采血量6～7ml，间隔2～3周后可再次采血。

2. 耳缘切口采血　将耳消毒后，用刀片割破耳缘或用注射针头刺破耳缘，血液即可自切口处流出。采血后用消毒纱布压迫止血5～15秒。每次采血量约0.5ml。

（三）家兔

1. 耳静脉采血　选取耳静脉清晰的兔耳，剪去耳缘毛，用手指轻轻弹兔耳，亦可用棉球蘸取二甲苯或酒精擦拭耳缘静脉使其扩张，然后涂以无菌凡士林以防血凝。用刀片尖沿血流方向切开血管3～5mm，用无菌试管收集流出的血液。用纱布压迫止血，并用酒精擦洗、再用冷水擦洗除去二甲苯。5～10分钟内可放血30～50ml。每3～4天可重新放血，在短期内至少可收集100ml血清。

2. 耳中央动脉采血　经兔耳中央有一条较粗、颜色鲜红的动脉，用浸二甲苯或酒精的棉球擦拭使血管扩张，然后消毒兔耳皮肤，将注射器针头刺入中央动脉抽取血液。每次可收集30～50ml，可每周放血一次。

3. 心脏采血　采血前应禁食18～24小时。助手坐下，用两腿夹住家兔的两后肢及臀部，右手握住右耳根部和右前肢，左手握住左耳根部和左前肢，并且使胸部突出；也可将家兔仰卧固定在解剖台上，剪去心前区毛，消毒，用左手触摸选择心脏搏动最明显处（在由下向上数第3～4肋间、胸骨左侧外3mm处）垂直进针，当刺入心脏，可感到心脏搏动，随即针管中见回血。如不见血液流出，可调节针头的深浅或方向再行刺入。心脏采血动作要谨慎，否则容易划破心脏使动物死亡。每次可采血20～30ml，可每周采血一次。

4. 颈动脉放血　将家兔仰卧位固定在解剖台上，将头部后仰，使整个颈部伸直露出，将颈部毛除净，用碘酒和酒精局部消毒，并使周围兔毛湿润且一同消毒。沿中线从下颌到胸骨柄处切开皮肤，再将皮肤和皮下组织剥离，将皮肤翻向两侧，在一侧用刀柄继续剥离肌膜和肌肉，在气管平行处可找到淡红色有弹性的颈动脉，再细心把迷走神经与颈动脉分离，使颈动脉游离，在近心端和远心端用止血钳钳住，两止血钳中间靠近远心端再用止血钳夹住颈动脉的一半，用剪刀在靠近远心端止血钳附近剪短颈动脉，然后将远心端夹住颈动脉一半的止血钳伸入采血瓶中，松开近心端止血钳，血液便流入瓶中，直至血液放完。

（四）绵羊

将羊按倒，捆缚住羊蹄，助手将羊颈部拉直，头后仰。剪去颈部一侧羊毛，碘酒、酒精棉球消毒皮肤，再以拇指压迫或用止血带扎住颈静脉的近心端，使颈静脉怒张突起（注意止血带不可扎得太紧）。再次消毒静脉处皮肤，左手按压静脉，右手持注射器将针头沿血管平行方向向心端刺入。当进入血管后，即感到针头犹入空隙，稍抽即见血液流出，抽取所需血量。采血完毕，去止血带，用酒精棉球压住针刺处，抽出针头，压迫止血。一般一次采血量为 50～100ml。

（五）鸡

1. 静脉采血　将鸡侧卧固定，掀开一侧翅膀，翅膀下可见一条较粗的静脉，小心拔去羽毛，用碘酒和酒精棉球消毒，用左手食指、拇指压迫静脉向心端，使静脉隆起，右手持注射器将针头由翼根部向翅膀方向沿静脉平行刺入血管。采血完毕，用碘酒或酒精棉球压迫针刺处止血。一般可采血 10～30ml。

2. 心脏采血　将鸡侧卧固定，左侧向上露出胸部，头向左侧固定，去毛后，找出从胸骨走向肩胛部的皮下大静脉，心脏约在该静脉分支下侧；或由肱骨头、股骨头、胸骨前端三点所形成三角形中心稍偏前方的部位。用酒精棉球消毒后在选定部位垂直进针，如刺入心脏可感到心脏搏动，稍回抽针栓可见回血，否则应将针头稍拔出，更换角度再刺入，直至抽出血液。每只鸡可取血 30ml，间隔2～3周后可再次采血。

参考文献

［1］曾常茜. 临床免疫学检验实验指导［M］.4 版. 北京：中国医药科技出版社，2019.

［2］杨廷富，秦书. 人绒毛膜促性腺激素的临床意义及检测进展［J］. 检验医学与临床，2007，4（10）：976－978.

［3］袁晓华，尚小玲，刘佳栋，等. 循环增强荧光免疫发光法检测血清白介素6 的性能分析［J］. 标记免疫分析与临床，2022，29（12）：2121－2124.

［4］张江峰，张亚丽，王山梅，等.4 种检测方法在隐球菌性脑膜炎中的诊断价值［J］. 重庆医学，2019，48（11）：1943－1945.

［5］陈亮，穆钰峰，邵安良等. 不同种属小鼠用于淋巴细胞增殖试验的比较研究［J］. 药物分析杂志，2019，39（08）：1347－1353.

［6］尹茉莉，聂元旺，刘浩，等. 应用高效电融合技术制备小鼠抗人 vasorin（VASN）单克隆抗体［J］. 细胞与分子免疫学杂志，2021，37（3）：265－270.

［7］胡涛，李群，刘伯玉. 教学用纯化水疱性口炎病毒抗原制备兔多克隆抗体结果分析［J］. 卫生职业教育，2019，37（06）：112－114.

［8］中华医学会健康管理学分会.TBNK 淋巴细胞检测在健康管理中 的应用专家共识［J］. 中华健康管理学杂志，2023，17（2）：85－95.

［9］IELKOPF C L, BAUER W, URBATSCH I L. Methods for measuring the concentrations of proteins［J］. Cold Spring Harbor Protocols, 2020, 2020（4）：102277.

［10］AZOULAY E, ZUBER J, BOUSFIHA AA, et al. Complement system activation: bridging physiology, pathophysiology, and therapy［J］. Intensive Care Med. 2024, 50（11）：1791－1803.

［11］YIN ML, NIE YW, LIU H, et al. Development of a europium nanoparticles lateral flow immunoassay for NGAL detection in urine and diagnosis of acute kidney injury［J］. BMC Nephrology, 2022, 23（1）：1～9.